AGNES BLESSING

NEUSTART für die AUGEN

Bibliografische Information der Deutschen Nationalbibliothek
Die Deutsche Nationalbibliothek verzeichnet diese Publikation in der Deutschen Nationalbibliografie. Detaillierte bibliografische Daten sind im Internet über http://dnb.de abrufbar.

Für Fragen und Anregungen
info@m-vg.de

Wichtige Hinweise
Dieses Buch ist für Lernzwecke gedacht. Es stellt keinen Ersatz für eine individuelle medizinische Beratung dar und sollte auch nicht als solcher benutzt werden. Wenn Sie medizinischen Rat einholen wollen, konsultieren Sie bitte einen qualifizierten Arzt. Der Verlag und die Autorin haften für keine nachteiligen Auswirkungen, die in einem direkten oder indirekten Zusammenhang mit den Informationen stehen, die in diesem Buch enthalten sind.

Ausschließlich zum Zweck der besseren Lesbarkeit wurde auf eine genderspezifische Schreibweise sowie eine Mehrfachbezeichnung verzichtet. Alle personenbezogenen Bezeichnungen sind somit geschlechtsneutral zu verstehen.

Originalausgabe
3. Auflage 2026

Türkenstraße 89
80799 München
Tel.: 089 651285-0

Redaktion: Melanie Schölzke
Umschlaggestaltung: Sonja Vallant
Umschlagabbildung: Shutterstock/LuckyStep
Illustrationen: Alle Übungsillustrationen: Karolin Ohrnberger, www.karooh.com
Alle weiteren Abbildungen im Innenteil: Simone Kirsch: 10, 168; Agnes Blessing: 124; Shutterstock/puhhha: 12; Prostock-studio: 44; Krakenimages.com: 62; Luna Vandoorne: 136; Macrovector: 14; Sruilk: 17, 159; Akarat Phasura: 18; Spreathesign: 20 o.; Nanca: 20 o., 23, 25, 27; Designua: 20 o. und u., 23, 25, 27; VectorMine: 21; Maquiladora: 21; Julia Kuznetsova: 29; Tefi: 31, 32; rob9000: 34; Alila Medical Media: 43 o.; Blamb: 33 u.; Vadym Pastukh: 48; Oksana Kuzmina: 51; New Africa: 53; Medicalstocks: 55; Oleksandr Kulichenko: 58; Stockfour: 65; Luis Molinero: 67; fizkes: 127, 142; Vectorium: 128; Cherries: 131; Happy Together: 132; Danijela Maksimovic: 140; itor: 144; Suwit Rattiwan: 145; Satur: 153 o.; H_Ko: 153 u., 158 o.; Odua Images: 154; Mjfgim: 156 l.; Serenko Natalia: 156 r.; Hquality: 157; photoJS: 158 u.
Layout und Satz: feschart print- und webdesign, Michaela Röhler, Leopoldshöhe
Druck: Florjančič Tisk d.o.o., Slowenien
Printed in the EU

ISBN Print 978-3-7423-2228-9
ISBN E-Book (EPUB, Mobi) 978-3-7453-2002-2

Weitere Informationen zum Verlag finden Sie unter
www.rivaverlag.de
Beachten Sie auch unsere weiteren Verlage unter www.m-vg.de

AGNES BLESSING

NEUSTART für die AUGEN

Ganzheitliches Training für besseres Sehen, entspannte Augen und Energie für Körper und Geist

riva

INHALT

Wellness für die Augen

Wir leben in einer Zeit, in der den Augen viel abverlangt wird. Das ständige Fokussieren auf Bildschirme und Monitore strengt sie in erheblichem Maße an. Viele Menschen leiden heute unter müden und trockenen Augen. Auch Sehverschlechterungen sind weitverbreitet.

Warum die Augen so herausgefordert sind, das erklärt Agnes Blessing in verständlicher Weise. Agnes Blessing ist einstmalige Schülerin der Sehakademie Starnberg, mittlerweile ist sie als Referentin für diese tätig. Nun ist ihr erstes Buch erschienen.

Es freut mich besonders, dass Agnes Blessing beim Sehtraining stets den ganzheitlichen Aspekt in den Blick nimmt. In der Sehakademie ist es uns besonders wichtig, dass das Auge als ein Teil des Körpers betrachtet wird. Es kommt uns darauf an, alle Möglichkeiten auszuschöpfen, um die Sehkraft zu stärken – von der Ernährung bis zur Bewegung.

Ganzheitliches Sehtraining kann als Selbsthilfeprogramm in Sehtrainingsseminaren erlernt werden. Mit vielen Übungen, die Körper und Auge anregen, lässt sich der Sehstress vermindern und eine bessere Augengesundheit erreichen. Lädt man die Augen ein, sich zu entspannen und sich nach langem Fokussieren weich zu bewegen, erlangt man eine angenehme Leichtigkeit beim Sehen. Die Augen werden und bleiben wach und lebendig.

Agnes Blessing zeigt in ihrem Buch, wie man all das mühelos umsetzen kann. Ihre Ernährungstipps stellen eine wertvolle Ergänzung dar und sind leicht umzusetzen. Mit dem Buch von Agnes Blessing wird es einfach, strahlende und lebendige Augen zu erhalten.

Viel Spaß beim Lesen und Üben wünscht Ihnen

Marianne Wiendl
Sehakademie – Weiterbildungsinstitut für Ganzheitliches Sehtraining, Starnberg

Endlich klar sehen

Mir große Ziele im Leben zu setzen, das habe ich schon immer getan.

Als ich 16-jährig mit meinen Eltern von Polen nach Deutschland auswanderte, hatte ich zunächst Schwierigkeiten, mich zu verständigen. Damals nahm ich mir vor, die deutsche Sprache optimal und akzentfrei beherrschen zu wollen. Bald schon hatte ich das erreicht – der einjährige Besuch eines Sprachinternats in Rottweil half mir, meine Vision wahr werden zu lassen. So gestärkt und selbstbewusst begann ich im Jahr 1991 in einem Familienbetrieb meine Optikerlehre. Den sehr interessanten Beruf übe ich bis heute aus.

Doch das Leben lief nicht immer so glatt! Als im Jahr 1998 mein Sohn auf die Welt kam, wurde mir schnell klar: Bei ihm verlief die Entwicklung anders als bei den meisten Kindern. In der Schule hatte Nick große Schwierigkeiten beim Lesen und Rechnen. Fast täglich belastete ihn ein schnelles Ermüden, gefolgt vom Sehen in Doppelbildern und starken Kopfschmerzen. Nach einer langen Ursachenforschung fand sich endlich eine Diagnose – ein »verstecktes« Schielen. Nicks Augenmuskeln brachten nur unter enormer Anstrengung die Seheindrücke beider Augen so zusammen, dass ein gemeinsames Bild im Gehirn entstehen konnte. Wir beschlossen, dass er eine Klasse wiederholen würde, was Nick natürlich nicht leichtfiel. Im Nachhinein betrachtet war das die beste Entscheidung. Denn genau in dieser Zeit lernte ich das Sehtraining kennen!

Nachdem die Diagnose bei Nick endlich gestellt worden war, besuchten wir mehrere Augenärzte und Optiker. Letzten Endes bekam Nick dann eine angeblich optimale Brille. Doch trotz dieser Sehhilfe bemerkte ich leider nach und nach eine zunehmende Verschlechterung seiner Augen. Mein Eindruck wurde durch eine erneute Augenuntersuchung bestätigt. Mein Sohn erhielt eine weitere und stärkere Brille. Innerhalb der Familie machte sich angesichts dieser Entwicklung Enttäuschung breit. Für mich war klar: So geht es nicht weiter.

Ich machte mich auf und suchte nach alternativen Wegen. Vermutlich war es Schicksal, dass ich genau da eine Optikerin kennenlernte, die Sehtrainerin war. Meine Skepsis legte sich schnell, als die ersten Erfolge sichtbar wurden. Als mein Sohn unter ihrer Anleitung ein Jahr lang verschiedene Augenübungen ausgeführt hatte, besserte sich sein Sehen zunehmend. Heute, mit 24 Jahren, kommt er sogar ganz ohne Brille aus.

Der Ursprung des Augentrainings

Augentraining, was ist das eigentlich? Kann man überhaupt so mit den Augen üben, dass sie besser werden? Diese und ähnliche Fragen stellte ich mir, als ich erstmals mit dem Sehtraining in Berührung kam. Und genau dies überlegen auch viele meiner Kunden heute. Dabei ist das Thema bereits über 100 Jahre alt. Der amerikanische Augenarzt Dr. William Bates leistete auf dem Gebiet des Augentrainings Pionierarbeit. Er fand als Erster heraus, dass sich unsere Augen mit den sie umgebenden Muskeln anspannen und entspannen können. Viele Experimente später entdeckte er, dass sich die Fehlsichtigkeit seiner Patienten durch spezielle Übungen verbessern ließ. Dies nahm er zum Anlass, ein einfaches Trainingskonzept für viele Sehstörungen zu entwickeln und eine eigene Klinik zu eröffnen. Heute, viele Jahre später, sind Bates' Methoden zwar immer noch nicht wissenschaftlich bestätigt, erfreuen sich jedoch bei den Augentrainern großer Beliebtheit. Schon durch einfache Lockerungsübungen kann für die Augen schnell eine Entspannung erwirkt werden. Führt man weitere Maßnahmen täglich durch, kann es zu einer Sehverbesserung kommen.

In den 1920er-Jahren beschäftigte sich der amerikanische Optometrist Dr. Arthur Marten Skeffington mit den Zusammenhängen des Sehens. Er machte die damals bahnbrechende Entdeckung, dass Sehen nicht in den Augen, sondern im Gehirn entsteht. So wurde ihm schnell klar, dass visuelle Probleme nicht allein durch eine Sehhilfe behoben werden können. Es ist viel wichtiger, das Sehverhalten im Gesamten zu verändern, um einer fehlerhaften Sehentwicklung vorzubeugen.

Das Sehen ist nicht statisch, es entwickelt sich im Laufe des Lebens ständig. In vielen Prozessen läuft es parallel zur geistigen, psychischen, körperlichen und sozialen Entwicklung ab. Ganzheitliches Sehtraining, wie ich es Ihnen hier im Buch vorstelle, bezieht alle diese Aspekte mit ein.

Nach der Sehverbesserung meines Sohnes und meiner Begeisterung über die Vielschichtigkeit des Sehens machte ich im Jahr 2013 eine Ausbildung zur ganzheitlichen Sehtrainerin an der Sehakademie in Starnberg – symbiotisch konnte ich das zusammenführen, was mich so beschäftigt hatte.

Meine Erfahrung, wie Augen durch optische Hilfsmittel unterstützt werden können, mit der ganzheitlichen Sichtweise von Körper und Geist zu verbinden, das eröffnete mir neue Wege, meine Kunden und ihre Sehprozesse zu begleiten. Die vielen Erfolgserlebnisse motivierten mich schließlich auch dazu, die hilfreichen Sehübungen und mein umfangreiches Wissen mit diesem Buch an noch mehr Menschen weiterzugeben.

»Doch wieso empfiehlt der Augenarzt kein Sehtraining?« – vielleicht fragen Sie sich dies nun. Der Schwerpunkt der klassischen augenärztlichen Tätigkeit liegt leider nicht darin, die Ursache einer Fehlsichtigkeit zu behandeln. Stattdessen soll mit einer Brillenverordnung das Problem behoben werden. Allerdings wird so nur das Symptom, nicht aber der Auslöser beseitigt. Dabei ist eigentlich offensichtlich, dass eine Brille nicht zur Heilung der Augen beitragen kann. Sie ist und bleibt ein Hilfsmittel, um schärfer zu sehen. Operative Eingriffe oder Laserchirurgie ermöglichen oft auf schnellem Wege die klare Sicht, jedoch kann diese mit Nebenwirkungen verbunden sein. Wegen ihrer fehlenden Erfahrungen tun sich viele Augenärzte schwer, das Training der Augen als hilfreich anzusehen. Leichte Entspannungstechniken werden jedoch immer wieder auch von ihnen zum Thema gemacht.

Meine Empfehlung: Nehmen Sie die Gesundheit Ihrer Augen selbst in die Hand und informieren Sie sich ausgiebig darüber. Sie können nur dazulernen. Mein Buch wird Sie unterstützen.

So können Sie das Buch für sich am besten nutzen

Nach und nach entwickelte ich die Idee, ein Praxisbuch herauszubringen, das die Leserinnen und Leser immer wieder gern nutzen. Sie halten dieses Buch nun in den Händen. In ihm können Sie nach Bedarf stöbern und in den entsprechenden Kapiteln

Antworten auf Ihre Fragen finden. Überdies erhalten Sie einfache und gleichzeitig wirkungsvolle Übungen und Maßnahmen zum Sehtraining. Somit können Sie nicht nur die Sehfähigkeit Ihrer Augen optimieren, sondern gleichzeitig Ihr Wohlbefinden rundum verbessern.

Zu Beginn entführe ich Sie ein wenig in die Anatomie und Physik der Optik. Keine Angst, hier wird es keine langweilige Theorie geben, die Sie zum Gähnen bringt – wobei gähnen sich sehr entspannend auf die Augen auswirken kann! In diesem Kapitel erfahren Sie, wie das Sehen – ein wahrhaft faszinierendes Phänomen – genau funktioniert. Anschließend bekommen Sie eine Darstellung der häufigsten Sehbeschwerden. Im weiteren Verlauf beleuchte ich das heutige Berufsleben und Freizeitverhalten, denn beides spielt für die Augen eine große Rolle. Das gilt ebenso für die Ernährung.

Als Optikerin ist es fast schon meine Pflicht, Ihnen auf weiteren Seiten des Buchs kurz unterschiedliche Sehhilfen und verschiedene Glasarten vorzustellen. Mit diesem hilfreichen Leitfaden sind Sie bestens darauf vorbereitet, sich eine neue, nicht zu starke Brille anfertigen zu lassen.

Im anschließenden Praxisteil zeige ich Ihnen eine Bandbreite einfacher und vor allem effektiver Übungen und Maßnahmen für Ihre Augen. Ein paar Selbsttests ermöglichen Ihnen, das geeignete Trainingskonzept für Ihre Augen zu bestimmen.

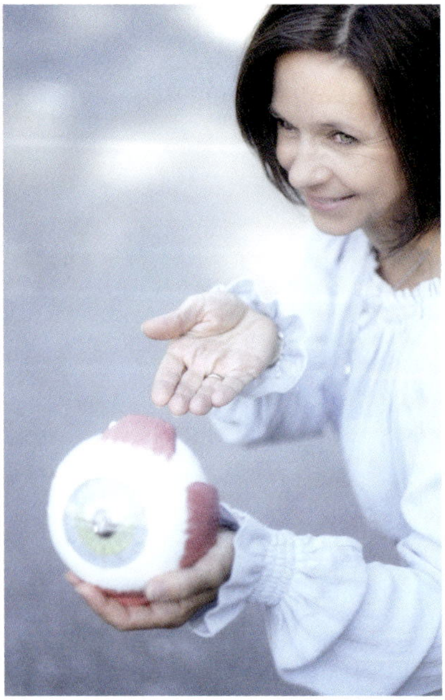

Im letzten Kapitel schauen wir uns schließlich an, wie die Ernährung und die richtigen Nährstoffe die Augengesundheit unterstützen können. Anhand der Farbe Ihrer Iris können Sie schließlich eine typgerechte Ernährung zusammenstellen. Eine gesunde Ernährungsweise ist für die inneren Organe und den Stoffwechsel genauso wichtig wie für das Gehirn und eben auch die Augen.

Wenn Sie mögen, können Sie sich natürlich direkt an die vorgestellten Übungen machen – Sie müssen dafür nicht das ganze Buch von Anfang bis Ende lesen. Aber ich verspreche Ihnen, dass Sie in den einzelnen Kapiteln des Buchs viel Interessantes erfahren, das Sie sicherlich noch nicht über Ihre Augen wussten!

Bitte beachten Sie unbedingt: Nur durch Ihre Aktivität erhält das Buch seinen Wert. Das beiliegende Lesezeichen kann Ihnen behilflich sein, den Text mit entspannten Augen durchzulesen. Platzieren Sie das Lesezeichen jetzt gleich ein paar Seiten weiter. Sobald Sie an dieser Stelle angekommen sind, wird Sie das Lesezeichen daran erinnern, den Blick von dem Buch zu lösen und die Augen kurz zu entspannen. Schauen Sie für einen Augenblick aus dem Fenster, stehen Sie auf, gehen Sie ein paar Schritte, dehnen und strecken Sie sich einmal und trinken einen Schluck Wasser. Nach ein paar Atemzügen können Sie das Lesen fortsetzen und das Lesezeichen ein paar Seiten weiter platzieren. Probieren Sie das ruhig aus.

Hinweis: Alle im Buch vermerkten Videos und Materialien sowie das Lesezeichen finden Sie auch als Download gesammelt unter diesem Link: m-vg.de/link/augen_1

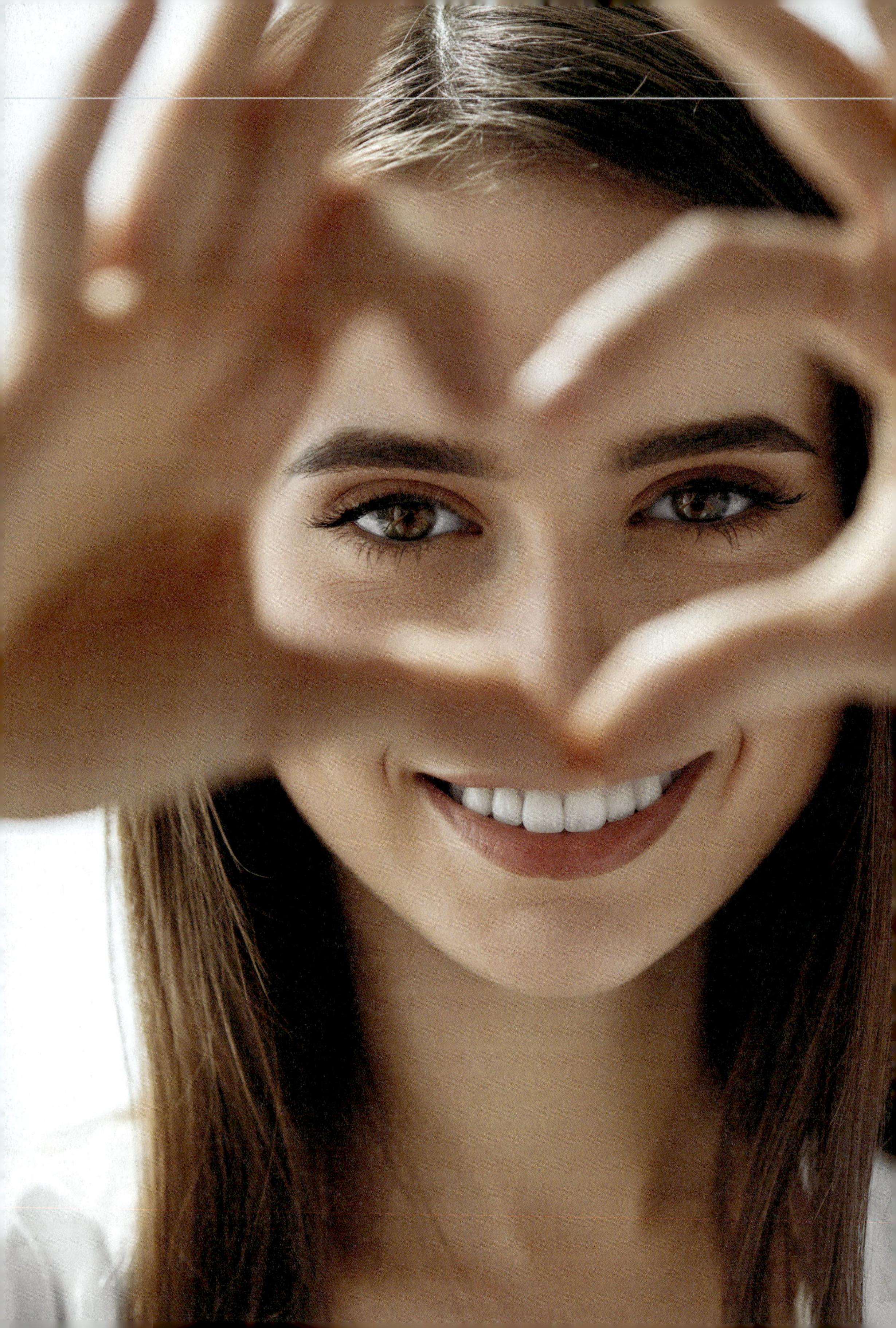

1

DAS AUGE – EIN WUNDERWERK DER NATUR

Willkommen bei einer blickerweiternden Augenreise. Erfahren Sie alles über die Bildentstehung, lernen Sie verschiedene Sichtweisen rund ums Auge kennen und erhalten Sie zahlreiche Informationen dazu, wie Sie optimal mit einer Brille umgehen.

So entstehen Bilder

Trotz seiner verhältnismäßig kleinen Größe ist das Auge ein sehr komplexes Organ. Es besteht aus unterschiedlichen Elementen, wobei jedes von ihnen eine eigene Aufgabe hat. Die Zusammenarbeit aller Bestandteile führt dazu, dass wir unsere Umwelt in Farbe und mehrdimensional wahrnehmen können. Dabei legt ein Bild einen eindrucksvollen Weg zurück, bis wir es so erkennen können, wie wir es tun. Anhand einfacher Beispiele möchte ich Sie in die spannende Welt des Sehens entführen. Dieses Wissen bildet die Basis für die Anwendungen und Übungen, die weiter hinten im Buch zu finden sind. Um die Komplexität des Sehens zu begreifen, lassen Sie uns zunächst die Anatomie des Auges betrachten.

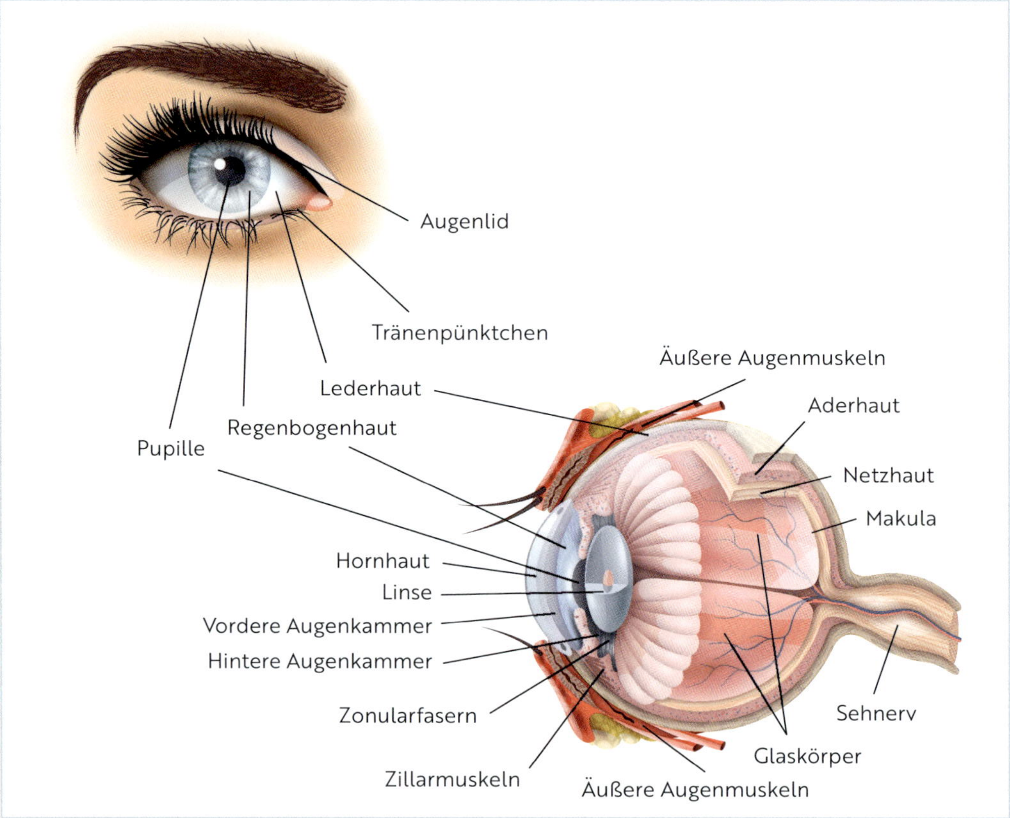

Das Auge ist ein komplexes Konstrukt. Viele feine Bestandteile arbeiten zusammen, die verschiedenen Hautschichten sind von besonderer Bedeutung.

Die Hautschichten des menschlichen Auges

Wie eine Zwiebelhaut umschließen mehrere Hautschichten den Augapfel. Sie haben zum Teil eine schützende ebenso wie eine nährende Funktion im Auge und unterscheiden sich in der Beschaffenheit.

Die Lederhaut

Die äußerste Hautschicht des Auges ist die Lederhaut *(Sklera)*. Sie ist enorm widerstandsfähig. Ein Blick in den Spiegel zeigt Ihnen einen Teil davon in Form der weißen Fläche um die Iris herum. Die Lederhaut ist der größte Teil des Augapfels. Sie hat die Aufgabe, das Auge vor dem Eindringen äußerer Schadstoffe oder vor Fremdkörpern zu schützen. Zudem sorgt sie für Stabilität, indem sie alle anderen Bestandteile wie eine Schale zusammenhält. Im Zusammenspiel mit dem Augeninnendruck sichert sie die Form des Augapfels. Die Lederhaut wird im vorderen Abschnitt des Auges durch die Hornhaut ersetzt.

Die Hornhaut

Den durchsichtigen und zentral liegenden Teil des Auges kennen wir als Hornhaut *(Cornea)*. Ihren Namen verdankt die Hornhaut ihrer Beschaffenheit. Sie ist hart – eben wie eine Hornhaut – sowie zugleich hauchdünn und durchlässig. Eine wichtige Aufgabe der Hornhaut besteht darin, das Auge vor äußeren Einflüssen zu schützen. Auch im Sehprozess spielt sie eine große Rolle, nämlich bei der Lichtbrechung.

Stellen Sie sich vor, Sie betrachten eine wunderschöne Blume. Die von dieser Blume reflektierten Lichtstrahlen passieren zuerst die Hornhaut. Das einfallende Licht wird durch die Wölbung der Hornhaut gebrochen, bevor es weiter hinten auf die Augenlinse trifft. Ist die Form der Hornhaut nicht gleichmäßig, wird das Bild der Blume verzerrt auf der Netzhaut abgebildet. Man spricht dann von einer Hornhautverkrümmung.

Die Aderhaut

Unter der Lederhaut befindet sich eine weitere Hautschicht des Auges, die Aderhaut. Sie ist von zahllosen Äderchen durchzogen und somit das am stärksten durchblutete Gewebe des Auges. Ihre wichtigste Funktion ist es, die Netzhaut mit Sauerstoff und anderen Nährstoffen zu versorgen. Durch die in dieser Schicht eingelagerten schwarzbraunen Pigmente werden Lichtreflektionen innerhalb des Augapfels verhindert. Die Aderhaut ist zusätzlich an der Anpassung der Brechkraft des Auges beteiligt. Der elastische Teil geht in den Ziliarkörper über, der an der Augenlinse befestigt ist.

Die Regenbogenhaut

Eine weitere Hautschicht des Auges ist die Regenbogenhaut. Sie ist den meisten Menschen als Iris bekannt. Dieser farbige, sichtbare Anteil des Augapfels hat einen Durchmesser von zwölf Millimetern. In der Mitte der Iris befindet sich die Pupille, die je nach Lichteinfall die Größe ändert. Ziehen sich die Muskelfasern der Regenbogenhaut bei Helligkeit zusammen, verengt sich die Pupille. Bei umgekehrten Lichtreizen weiten sich die Muskelfasern und die Pupille vergrößert sich.

Die Iris weist unterschiedliche Strukturen und Farben auf. Je nach Anzahl der Pigmentzellen wird zwischen blauen, braunen, grauen und grünen Augen unterschieden. Hellhäutige Kinder kommen normalerweise mit blauen Augen auf die Welt. Im Laufe der Jahre, wenn der Körper farbige Pigmente bildet, kann sich die Farbe verändern. Etwa 90 Prozent der Menschen haben eine braune Augenfarbe. Zeigen sich weitere Merkmale auf der Iris, wirkt das Auge grau oder grün. Die Fachleute sprechen dann von einer Mischkonstitution. In Kapitel 4 ab Seite 137 erhalten Sie, passend zu Ihrer Augenfarbe, Gesundheitstipps.

Die Netzhaut

Die Netzhaut ist eine sehr dünne, lichtempfindliche Schicht am Augenhintergrund. Sie ist auch als *Retina* bekannt. Hier sitzen die Sinneszellen, die die Farben und die Helligkeit des Bildes in Nervenimpulse umwandeln. Im äußeren Bereich der Netzhaut befinden sich etwa 120 Millionen davon. Diese sogenannten *Stäbchen* sind für die Hell-Dunkel-Wahrnehmung zuständig. Auf der Stelle des schärfsten Sehens liegen die *Zäpfchen*. Diese rund sieben Millionen Sinneszellen analysieren die Farben und setzen sie in elektrische Impulse um.

Auf dem Augenhintergrund befindet sich auch der blinde Fleck, der keine Lichtrezeptoren aufweist. Hier ist der Sehnerv, über den die Netzhaut die Bilder zum Gehirn schickt, mit dem Auge verbunden.

Die Pupille und ihre Aufgabe

Wenn Sie sich eine Fotokamera vorstellen, so können Sie die zuvor beschriebene Iris als eine Blende betrachten und die Pupille als eine Blendenöffnung. Die Pupille reagiert ähnlich wie die Kamera auf verschiedene Lichtverhältnisse und verändert ihre Größe. Bei starker Helligkeit bildet sie eine kleine Öffnung, bei Dunkelheit wird die Öffnung größer. Aber nicht nur das. Beim Lesen von Dokumenten und Zeitschriften wird eine kleine Pupille benötigt, um die Tiefenschärfe zu erreichen. Beim Betrachten von weiter entfernten Objekten und Gegenständen weitet sich die Pupille wieder. Im Normalfall unterscheiden sich die Pupillen beider Augen nicht in der Größe und betragen zwischen zwei und acht Millimeter.

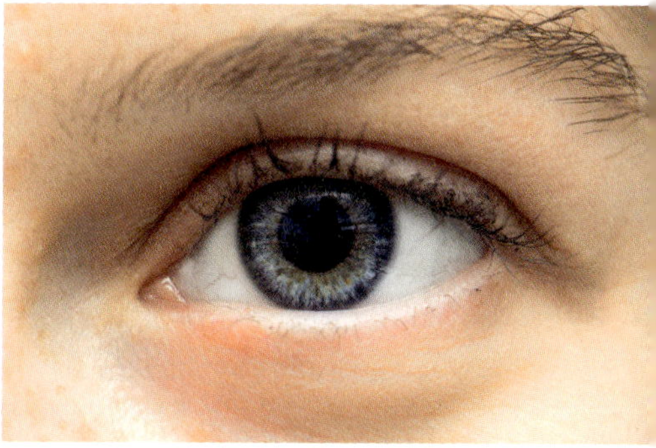

Hat die Pupille ihre normale Größe, so nimmt sie einen Raum von ungefähr einem Viertel der gesamten Iris ein.

Allerdings können die Pupillen ebenfalls auf Emotionen reagieren. In stressigen Situationen weiten sie sich häufig. Bei Entspannung verkleinern sie sich hingegen. Jedoch kann eine andauernd kleine Pupille auf eine Überforderung hindeuten. Auf Seite 18 wird noch näher auf die Pupillengröße und ihre Tätigkeit eingegangen.

Die Funktion der Augenkammern

Jedes Auge ist von zwei Augenkammern umgeben, die mit Kammerwasser gefüllt sind. Die vordere Kammer grenzt an die Hornhaut und die hintere befindet sich hinter der Iris. Das Kammerwasser enthält wichtige Nährstoffe für die Augenlinse und für die Hornhaut. An dieser Stelle wird offensichtlich, wie wichtig eine ausgewogene Ernährung ist, um das Auge mit Vitalstoffen zu versorgen. Eine weitere Funktion der Augenkammern besteht neben der Aufnahme des Kammerwassers darin, dieses zirkulieren zu lassen. So wird der Druck im Augeninneren reguliert.

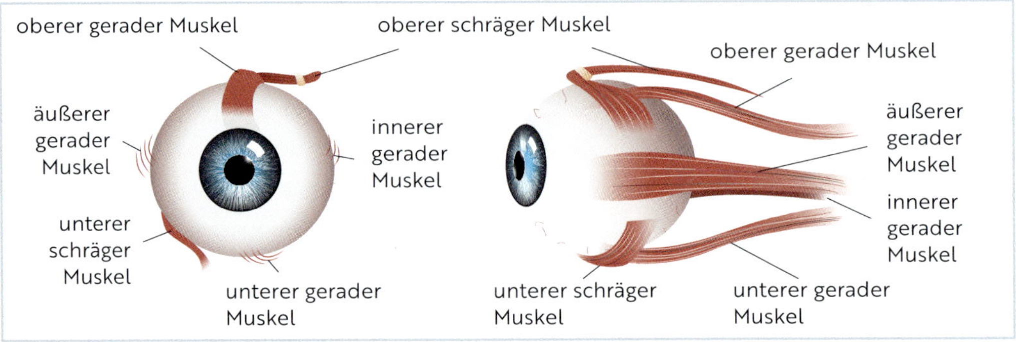

Die Muskulatur der Augen

Unsere Augen sind von sechs äußeren Augenmuskeln umgeben: Es gibt vier gerade Muskeln, die dem Auge horizontale und vertikale Drehung ermöglichen. Zwei schräge Augenmuskeln sorgen dafür, dass die Augen eine rollende Bewegung ausführen können. Die äußeren Augenmuskeln sind mit dem Gehirn verbunden. Daher tragen sie über jede Form von Bewegung zur Durchblutung der Augen bei. Im Inneren des Auges befinden sich die Ziliarmuskeln, die dafür sorgen, dass sich die Augenlinse auf verschiedene Entfernungen einstellen kann.

Die Augenlinse und ihre Funktion

Über das Prinzip der Fotokamera lässt sich die Funktion der Augenlinse gut verdeutlichen. Zunächst wird die Blende – die Iris – auf die Größe des Bereichs eingestellt, der scharf sein soll. Die Scharfstellung des Objekts erfolgt nun über die dahinterliegende Augenlinse, die aus einem durchsichtigen, kristallklaren, elastischen Körper besteht. Diese ist an die Ziliarmuskeln angehängt und kann ihre Form verändern. Das Beispiel einer Blumenbetrachtung soll es verdeutlichen: Schauen Sie die Blume aus der Nähe an, wölbt sich die Linse und der Ziliarmuskel wird angespannt. Blicken Sie aus dem Fenster und betrachten das ganze Blumenfeld, flacht die Linse ab und der Ziliarmuskel entspannt sich. Die Aufgabe der Augenlinse besteht darin, das einfallende Licht auf die Netzhaut zu projizieren sowie anvisierte Objekte scharf abzubilden.

Um die Linse herum befindet sich eine durchsichtige Linsenkapsel, die die Linse nach außen abgrenzt. Im Inneren folgt der Linsenkern, umgeben von der Linsenrinde.

Tatsächlich ist es so, dass unsere Augenlinse mit dem Alter an Flexibilität verliert. Das ist einer der Gründe, wieso Menschen im fortgeschrittenen Alter oft eine Lesebrille benötigen.

Der Glaskörper – der größte Teil des Auges

Der Glaskörper besteht aus einer gelartigen, durchsichtigen Konsistenz, die bis zu 98 Prozent aus Wasser besteht. Die restlichen zwei Prozent enthalten Hyaluronsäure und Kollagenfasern. Der Glaskörper befindet sich zwischen Linse und Netzhaut und nimmt mit einem Volumen von vier Millilitern rund zwei Drittel des Augapfelinnenraums ein. Er sorgt für die Stabilität des Augapfels und ermöglicht durch seine Transparenz, dass das Licht ungehindert auf die Netzhaut fallen kann.

Die Makula – die Stelle des schärfsten Sehens

Die auch als »gelber Fleck« bekannte *Makula* hat eine Größe von drei bis fünf Millimetern. Sie befindet sich in der Nähe des Sehnervs auf der Netzhaut und beinhaltet besonders viele Lichtrezeptoren, die Zäpfchen genannt werden. Die Zäpfchen ermöglichen es, die Farben wahrzunehmen und feinste Details zu unterscheiden.

Betrachtet man die Makula unter einem Mikroskop, stellt man fest, dass die umliegenden Stellen auf der Netzhaut rötlich schimmern, während die Makula als gelber Fleck zu sehen ist. Gründe dafür sind die geringe Anzahl an Blutgefäßen und die dort eingelagerten orangegelben Farbpigmente *Lutein* und *Zeaxanthin*, die beide zu den *Carotinoiden* gehören. Carotinoide sind sekundäre Pflanzenstoffe, die reichlich in grünem Gemüse und verschiedenen Früchten vorhanden sind. Sie haben eine antioxidative Wirkung, man findet sie besonders da, wo der Körper vor freien Radikalen geschützt werden muss. Deshalb ist es enorm wichtig, die Makula außer mit Sauerstoff auch mit weiteren wichtigen Nährstoffen zu versorgen.

Der Sehnerv – die Verbindung zum Gehirn

Obwohl im Sehnerv das Wörtchen »Sehen« vorkommt, kann der Sehnerv selbst nicht direkt sehen. Er ist eine Verbindungstelle zum Gehirn und transportiert die vom Auge aufgenommenen Reize dorthin. Sie erinnern sich an die Fotokamera und das Beispiel der Blume von Seite 18? An dieses anschließend kann man sich die Tätigkeit des Sehnervs wie folgt vorstellen: Nachdem die Blume über die Augenlinse (wie durch ein Objektiv) scharf gestellt wird, treffen sich die einfallenden Lichtstrahlen auf der Netzhaut, die dem Film der Fotokamera ähnelt. Das umgedrehte Bild der Blume wird im weiteren Verlauf über den Sehnerv an das Gehirn weitergeleitet und dort gedreht und damit wieder richtig dargestellt. Es sind pro Sekunde bis zu zehn Millionen Seheindrücke, die das Gehirn verarbeiten muss. Die optische Wahrnehmung geschieht damit zu 80 Prozent über die Leistung des Gehirns, nur 20 Prozent leisten die Augen selbst.

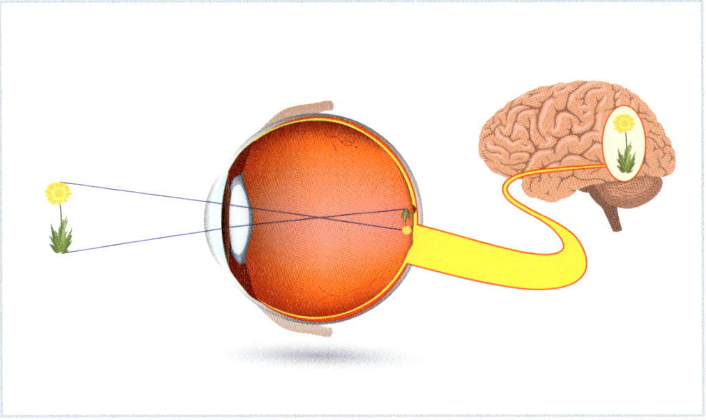

Auf der Netzhaut kommt das Bild umgekehrt an – die Welt steht hier sozusagen Kopf. Erst im Gehirn wird das Bild umgedreht.

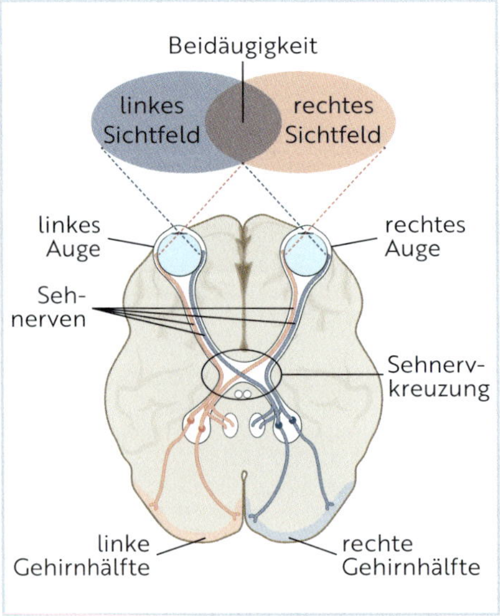

Sehen findet über Kreuz statt – das Bild des rechten Auges kommt in der linken Gehirnhälfte an und das Bild des linken Auges in der rechten.

Verbindung zwischen Auge und Rückenmuskulatur

Auch wenn die Augen eine sehr besondere Funktionsweise haben, die mit keinem anderen Prozess des Körpers vergleichbar ist, sind sie doch enger mit dem restlichen Organismus verbunden, als man vielleicht annehmen könnte. Deshalb ist es wichtig, den Sehprozess ganzheitlich zu betrachten.

Es ist nicht ungewöhnlich, dass Rücken- und Sehprobleme gemeinsam auftreten, denn oftmals werden Verspannungen der Augenmuskeln durch Rückenbeschwerden begünstigt. Auch ein steifer Nacken und unbewegliche Schultern tragen zum schlechten Sehen bei, da sie die optimale Durchblutung der Augen behindern. Beschwerden in der Halswirbelsäule können oft auf übermäßige Handynutzung zurückgeführt werden. Stundenlang verkrampft in einer Haltung zu sein und dabei mit starrem Blick überwiegend im nahen Bereich etwas zu fokussieren legt die ganze Muskulatur lahm – von den Augenmuskeln bis zur Rückenmuskulatur. Deshalb sollte bei jeglicher Art von Sehproblemen und Fehlsichtigkeiten immer der körperliche Zustand mit berücksichtigt werden.

Welche Theorie steckt genauer dahinter? Alle Muskeln des Körpers sind miteinander verbunden, die sich bei Verspannungen verkürzen oder verhärten – auch die Augenmuskeln sind davon betroffen. Angefangen bei der Hornhaut über die Hirnhäute und das Rückenmark besteht eine Verbindung zwischen Augen und Rücken. Zusätzlich führen die am zweiten Halswirbel austretenden Nervenstränge über den Sehnerv direkt zum Auge. Verspannungen im Nackenbereich wirken sich somit unmittelbar auf das Sehen aus: Sehstörungen oder Kopfschmerzen sind mögliche Folgen. Da die Blutzufuhr zu den Augen zum Großteil durch den Nacken in das Gehirn und von dort weiter über die Sehnerven zur Aderhaut fließt, werden die Augen bei einem verspannten Schultern- und Nackenbereich mit weniger Sauerstoff und Nährstoffen versorgt – die Leistungsfähigkeit der Augen

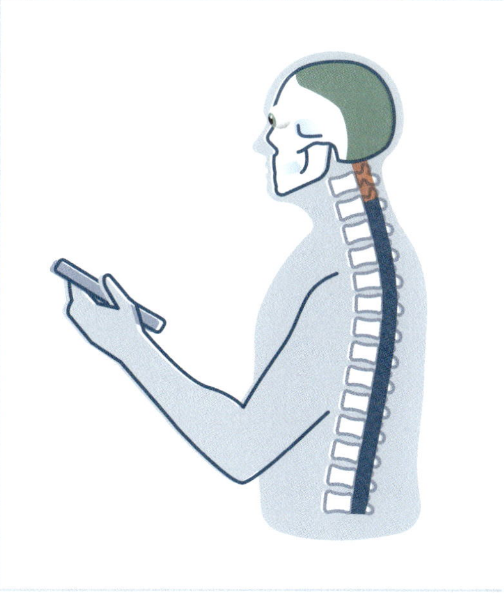

Hornhaut, Hirnhaut und Rückenmuskeln sind miteinander verbunden und verhärtete Muskeln stören die Versorgung der Augen.

wird dadurch beeinträchtigt. Daher sollte bei jeglicher Art von Sehproblemen und Fehlsichtigkeiten immer der gesamtkörperliche Zustand betrachtet werden.

Wenn auch Sie von Nacken- und Schulterschmerzen geplagt sind und das Sehen kontinuierlich nachlässt, gehen Sie bitte nicht im ersten Schritt zu einem gewöhnlichen Optiker. Suchen Sie lieber zuerst einen Osteopathen oder einen Therapeuten auf, der sich auskennt. Diese Experten können Verspannungen und Blockaden, die das Rückenmark und das zentrale Nervensystem negativ beeinflussen, auflösen. Nach ein paar Handgriffen oder Massagen fühlen Sie sich wie neugeboren und können im Anschluss Ihre Augen im entkrampften Zustand bei einem Fachmann vermessen lassen.

Wenn das Sehen nachlässt

Manchmal kommt es vor, dass wir Objekte unscharf oder leicht verschwommen sehen. Ab und an schmerzen vor lauter Anstrengung sogar die Augen oder sie tränen. Eine Sehschwäche kann sich auf unterschiedlichen Wegen zeigen und zudem viele Gründe haben. Sie kann auch harmlos sein und nach kurzer Zeit von allein wieder verschwinden – schon andauernder Stress und Übermüdung können das nachlassende Sehen verursachen.

Lange ging man davon aus, dass nur die älteren Menschen über die Jahre Probleme mit den Augen entwickeln. Heute wissen wir, dass das Alter keine primäre Rolle spielt. Neben verkümmerten oder auch überanstrengten Muskeln im Rücken kann beispielsweise zu viel Bildschirmarbeit eine Rolle spielen. Vor allem ist es aber auch wichtig, sich die emotionalen Ursachen genauer anzuschauen, die hinter der Fehlsichtigkeit oder der Augenerkrankung stehen. Denn ganzheitlich betrachtet steckt hinter jeder Augenveränderung eine Botschaft des Körpers.

Das unscharfe Sehen in der Ferne

Können Sie Objekte in der Nähe aus einer kurzen Distanz gut erkennen, sind Sie kurzsichtig. So einfach können Sie sich das merken und haben die passende Erklärung zur Hand, falls Sie danach gefragt werden. Im Umkehrschluss benötigen Sie mit Kurzsichtigkeit eine Sehhilfe, wenn Sie in die Ferne schauen und beispielsweise Auto fahren.

Es gibt zwei Ursachen der Kurzsichtigkeit, die auch *Myopie* genannt wird. Entweder ist der Augapfel zu lang oder die Brechkraft der Augenlinse reicht nicht aus, um die betrachtenden Objekte auf der Netzhaut abzubilden. Welche Beschwerden können nun auf eine Kurzsichtigkeit hindeuten? Wenn Personen Gesichter oder allgemein Menschen erst später erkennen, wenn sie Straßenschilder in der Ferne verschwommen sehen oder in der Schule das Abschreiben von der Tafel Mühe bereitet, dann sind das Hinweise auf Kurzsichtigkeit. Diese und ähnliche Probleme mit dem Sehen in dem entfernten Bereich können mit Fernbrillen oder Kontaktlinsen kompensiert werden.

Es wird allerdings beobachtet, dass sich Kurzsichtigkeit in den letzten Jahren immer häufiger findet. Die Zunahme digitaler Arbeitsplätze und des Fokussierens von etwas im nahen Bereich sowie das Ansteigen der Zeit, die Kinder und Jugendliche mit Hausaufgaben verbringen, all das begünstigt die Fehlsichtigkeit. Tatsächlich kann das Längenwachstum des Auges derart künstlich durch die Anspannung der äußeren Augenmuskeln hervorgerufen werden. Die Augen richten sich permanent auf einen Gegenstand im Leseabstand aus und passen dabei die Brechkraft bis zu minus drei Dioptrien an. Auch die mangelnde Blickbewegung zwischen Fern- und Nahweiten kann sich negativ auf die Augenlinse auswirken und die Sehgesundheit beeinträchtigen.

Aus der Sicht des Optikers und des Augenarztes geht es dann darum, die Augen zu vermessen und eine Sehhilfe zu verschreiben. Das Vorzeichen auf Ihrer Brillenverordnung ist mit einem Minus versehen. Aus der ganzheitlichen Sicht ist es wichtig, die Ursachen der Fehlsichtigkeit zu beleuchten.

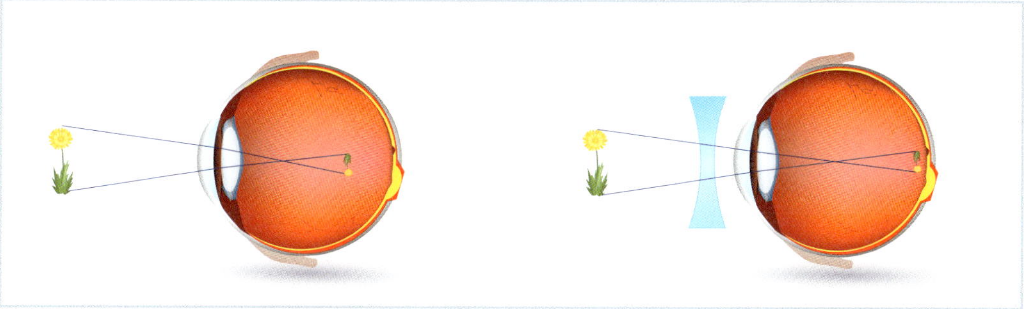

Bei Kurzsichtigkeit ist der Augapfel zu lang. Es wird eine sogenannte Zerstreuungslinse benötigt, damit ein scharfes Bild auf der Netzhaut entsteht.

Kurzsichtige Menschen sind oft sehr detailorientiert, verstecken sich hinter Bücherbergen und zeigen introvertiertes Verhalten. Zunächst ist es essenziell, die äußeren Augenmuskeln zu lockern und die Augen zu entspannen. Sollte die Sehverschlechterung durch Überanstrengung der Augen hervorgerufen sein, können gezielte Übungen helfen. Entscheidend kann es für Kurzsichtige aber auch sein, das verschwommene Sehen zuzulassen, denn dahinter liegt auch die Angst, nicht perfekt erkennen zu können – auch diese Angst gilt es zu betrachten. Gern können Sie an dieser Stelle eine kleine Übung einsetzen. Legen Sie das Buch kurz beiseite und nehmen Sie für ein paar Sekunden Ihre Brille ab. Wenn Sie nun Ihren Blick in der Ferne verlagern, mag Ihnen in diesem Moment alles mühsam erscheinen. Doch bereits nach kurzer Zeit und ein paar tiefen Atemzügen entspannen Ihre Gesichtszüge und Ihre äußeren Augenmuskeln sind gelockert. Lassen Sie die kleine Übung auf sich wirken und seien Sie schon gespannt, was Sie im Praxisteil in Kapitel 3 erwartet.

Das unscharfe Sehen in der Nähe

Wussten Sie, dass wir alle weitsichtig auf die Welt gekommen sind? Ja, das Auge hat bei der Geburt um die plus vier Dioptrien. Hier spielt die Baulänge des Augapfels eine entscheidende Rolle. Ein ausgewachsener Augapfel misst rund 24 Millimeter. Fehlt nur ein Millimeter, werden plus drei Dioptrien gemessen. Die Weitsichtigkeit, auch *Hyperopie* genannt, nimmt normalerweise mit dem Wachstum ab und sollte bei Schuleintritt null Dioptrien betragen. Doch das ist leider nicht immer der Fall.

Wenn die Augenlinse nicht genug Kraft aufbringen kann, um sich auf die nahen Objekte einzustellen, entsteht das Bild hinter der Netzhaut. Der Weitsichtige versucht das zu kompensieren, indem er stärker fokussiert. Dabei werden zusätzlich die äußeren und die inneren Augenmuskeln beansprucht. Dieser Vorgang funktioniert meistens bei geringen Sehstärken oder in jungen Jahren oft sehr gut und ist unter dem Begriff *Akkommodation* bekannt – unter Akkommodation kann man die dynamische Anpassung der Brechkraft verstehen. Oft neigen vor allem die Kinder dazu, die Augen zusammenzukneifen. Oder sie schließen ein Auge ganz, um mit dem anderen bestmöglich sehen zu können.

Die permanente Erhöhung der Brechkraft in der Augenlinse und die Beanspruchung der Augenmuskeln sorgen allerdings für Ermüdung und Überanstrengung der Augen.

Meine Nahsichttafel

Halten Sie das Lesezeichen mit circa 30 Zentimetern Abstand vor Ihr Gesicht und testen Sie, welche Zeilen Sie scharf sehen können.

1

Setzen Sie sich entspannt hin, beide Füße sind auf dem Boden aufgestellt, und atmen Sie tief ein und aus.

2

In Ihrer Umgebung sollte ausreichend Licht vorhanden sein. Blinzeln Sie nun ein paarmal hintereinander.

3

Ihre Atmung sollte gleichmäßig und ruhig sein. Schauen Sie mit entspannten Augen auf die Nahsichttafel.

4

Wenn Sie diese Zeilen nur mit großer Anstrengung lesen können, schließen Sie Ihre Augen, bedecken Sie sie behutsam mit Ihren Händen und atmen Sie ganz ruhig und entspannt.

Öffnen Sie nach ein paar Sekunden die Augen wieder und vergleichen Sie die Sehkraft.

Auf einen Blick

Öfter Augenpausen machen

Den Blick aus der Nähe lösen, in die Ferne schauen, ohne etwas anzuvisieren, und die Augen entspannen. Anschließend für ein paar Atemzüge lang die Augen schließen.

Die Augen befeuchten

Blinzeln, gähnen und ausreichend Wasser trinken kann die natürliche Befeuchtung der Augen anregen.

Ausgewogen ernähren

Gemüse, Obst, Kräuter, Nüsse, Hülsenfrüchte und hochwertige Öle nähren die Augen.

Täglich bewegen

Bewegung stärkt und entspannt den Körper. 30 Minuten täglich verhelfen Rücken- und Augenmuskulatur zur Lockerung – optimalerweise an der frischen Luft.

Ausreichend schlafen

Sechs bis acht Stunden entspannt das gesamte Nervensystem. Auch ein Powernap tut den Augen und dem Körper gut.

Brennende, trockene und müde Augen können verstärkt besonders beim Lesen auftreten. Auch starke Kopfschmerzen bis hin zur Abgeschlagenheit können eine Folge sein.

Ein Optiker oder ein Augenarzt können die Sehstärke vermessen und eine Sehhilfe anpassen. Das Vorzeichen auf der Brillenverordnung ist bei Weitsichtigkeit mit einem Plus versehen. Aus ganzheitlicher Sicht betrachtet können auch hier weitere Maßnahmen aufgezeigt werden. Lockerung der Augenmuskeln durch leichtes Bewegen sowie Entspannung der Augen sorgen für Abhilfe. Hinter dieser Fehlsichtigkeit verbergen sich als emotionale Ursache oft Wut, Zorn und Widerstand. Wir leben heute in einem Umfeld, das hohe Konzentration und leistungsorientiertes Verhalten einfordert, womit sich Weitsichtige oft schwertun. Träumen dagegen können sie sehr gut.

Falls Sie von Weitsichtigkeit betroffen sind: Vielleicht mögen Sie sich ein Tagebuch anlegen und alles aufschreiben, was Sie bewegt, ärgert und aus der Balance bringt? So haben Sie die Möglichkeit, zu reflektieren und diese Emotionen zu entkräften. Achten Sie darauf, wie es Ihnen im Nachgang geht. Bemerken Sie eine gewisse Leichtigkeit, die sich im ganzen Körper und um die Augen herum ausbreitet?

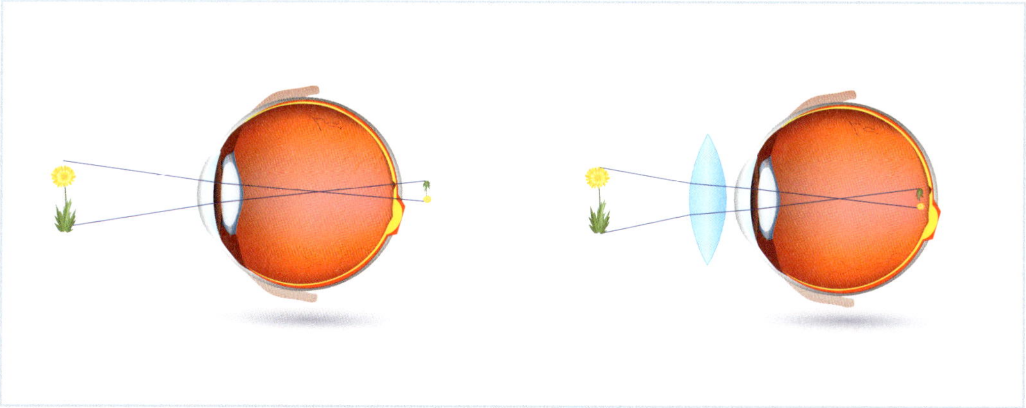

Bei Weitsichtigkeit ist der Augapfel zu kurz. Es wird eine sogenannte Sammellinse benötigt, damit ein scharfes Bild auf der Netzhaut entsteht.

Wenn der Arm immer länger wird

Ab einem bestimmten Alter bemerken vielleicht auch Sie, dass das Lesen, das Stricken oder das Einfädeln des Fadens in eine Nadel schwerfällt. Und Ihren Arm müssen Sie gefühlt immer länger werden lassen, um auf Ihrem Handy Nachrichten lesen zu können. All das sind bekannte Phänomene, die auftreten, wenn die Augenlinse Schwierigkeiten hat, sich auf nahe Objekte einzustellen. Kinder können oft aus der Entfernung von fünf Zentimetern alles gut erkennen, bei einem 65-Jährigen liegt der Abstand bei zwei Metern. Der Begriff *Presbyopie*, wie man die Alterssichtigkeit auch nennt, stammt aus dem Griechischen und steht für »altes Auge«.

Oft wird die Weit- mit der Alterssichtigkeit verwechselt, da die Symptome ähnlich sind. Bei der Alterssichtigkeit handelt es sich allerdings um eine normale Entwicklung, die eintritt, wenn die Elastizität der Augenlinse mit den Jahren abnimmt. Es geht nicht primär um die Baulänge des Augapfels. Stattdessen wird hier die Linse starrer, sie kann sich nicht mehr so stark wölben wie in jüngeren Lebensjahren. Dieser Prozess macht sich schleichend bemerkbar, daher erkennen ihn Betroffene oftmals nicht als Problem. Ein Hinweis auf eine beginnende Alterssichtigkeit ist nicht nur, dass man einen größeren Abstand zum betrachteten Objekt einnimmt. Daneben gibt es auch den Bedarf nach mehr Licht. Schlechte Lichtverhältnisse begünstigen das verschwommene Sehen im nahen Bereich zusätzlich.

Gehen Sie mit einer Alterssichtigkeit zum Optiker oder Augenarzt, so wird dieser die Augen vermessen. Oft empfiehlt er in diesem Fall eine Lesehilfe. Aus ganzheitlicher Sicht betrachtet können aber zunächst auch verschiedene Augenübungen helfen. Die sogenannten Akkommodationsübungen sorgen für mehr Flexibilität der Augenlinse. Überdies sind das Entspannen der Augen und das Visualisieren nützlich. Sie unterstützen dabei, die Gehirnkraft in den Sehprozess stärker miteinzubeziehen.

Auch die emotionalen Ursachen hinter der Alterssichtigkeit sollten beleuchtet werden. Dabei geht es um das Zulassen von Nähe, darum, Flexibilität in allen Lebensbereichen zu zeigen und Verhaltensmuster zu durchbrechen, die wir uns über die Jahre angeeignet haben. Spaß, Lebensfreude und Bewegung auf allen Ebenen nehmen wichtige Funktionen ein, um den Alterungsprozess der Augen hinauszuzögern. In Kapitel 3 können Sie ab Seite 133 Ihre Gedankenmuster hinterfragen und finden im Anschluss Übungen, um diese gegebenenfalls zu verändern.

Wenn sich die Sicht verzerrt

Wenn der vordere Abschnitt des Auges, die Hornhaut, eine ungleichmäßige Form aufweist, spricht man von einer Hornhautverkrümmung, auch *Astigmatismus* genannt. Das einfallende Licht kommt dann verzerrt auf die Netzhaut, der Seheindruck ist infolgedessen unscharf. Oft bleibt eine kleine Hornhautverkrümmung unbemerkt – lediglich Kopfschmerzen können auf diese hinweisen.

Auf der Brillenverordnung erkennt man die Hornhautverkrümmung an dem zweiten Korrekturwert, der als Zylinder deklariert ist – es findet sich hier die Bezeichnung *Cyl*, die vom englischen Wort *cylinder* für »Zylinder« stammt.

Angesichts der Tatsache, dass die äußeren Augenmuskeln mit der Hornhaut verbunden sind, ergeben sich aus der ganzheitlichen Sicht weitere Ansätze. So empfehlen die Sehtrainer Lockerung und Entspannung der Augenmuskeln auf der physischen Ebene, um dieser Fehlsichtigkeit entgegenzuwirken – das wird ab Seite 89 im Buch näher erläutert. Auch Fehlhaltungen, die über einen längeren Zeitraum entstanden sind, können bei einem Osteopathen korrigiert werden. Oft reichen Maßnahmen in diesen beiden Bereichen aus, um die Hornhaut positiv zu beeinflussen. Emotionale Themen aufzuarbeiten und dies mit speziellen Augenübungen zu koppeln, kann überdies aber auch von zentraler Bedeutung sein. Denn bei den hinter der Hornhautverkrümmung liegenden Emotionen geht es um eine verzerrte Wahrnehmung der Außenwelt, der Mitmenschen oder sich selbst. Ab Seite 74 finden Sie alle hilfreichen Maßnahmen und Übungen, um die Hornhautverkrümmung zu kompensieren.

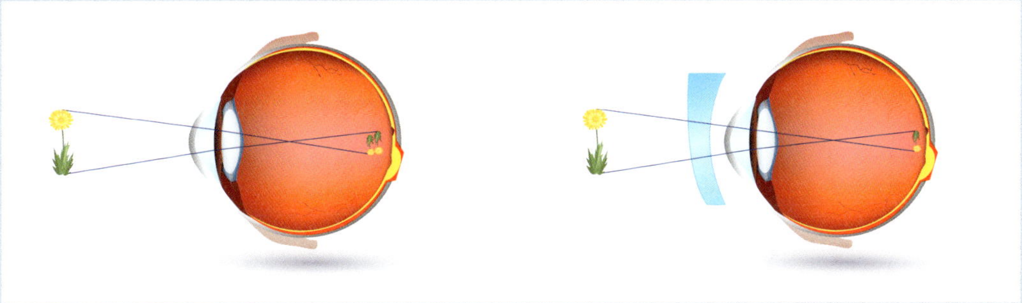

Bei einer Hornhautverkrümmung wird ein Objekt verzerrt gesehen. Deshalb wird ein Glas mit zylindrischen Werten benötigt, um das Bild auf der Netzhaut scharf wiederzugeben.

TIPP: Mehrmals testen

Das Sehen unterliegt ständigen Schwankungen. Bevor Sie eine Brille kaufen, kann es hilfreich sein, die Augen beim Optiker an unterschiedlichen Tagen zu vermessen. Das allgemeine Wohlbefinden, die Tageszeit und die Beleuchtung können die Ergebnisse beeinflussen.

Wenn die Welt sich verdoppelt

Betrachten beide Augen ein Objekt, kommen die Seheindrücke im Normalfall im Gehirn an und werden zu einem räumlichen Gesamtbild zusammengesetzt. Beim Schielen, auch *Strabismus* genannt, schauen die Augen aber nicht in die gleiche Richtung, was ein Blick in den Spiegel belegen kann: Bei dem Versuch, einen Gegenstand zu fixieren, wandert ein Auge etwas ab und das Bild kommt nicht in der Netzhautmitte an.

Beim Schielen kann das Gehirn die Bilder beider Augen nicht mehr richtig verschmelzen. Der Betroffene sieht doppelt. Es handelt sich hier um ein Ungleichgewicht der äußeren Augenmuskeln, oft wird dieses mit speziellen prismatischen Gläsern ausgeglichen. Ab und an wird in der Kindesentwicklung ein Schielen beobachtet, das mit einer starken Weitsichtigkeit einhergeht.

Manchmal tritt das Schielen nur in bestimmten Situationen auf. Lange PC-Arbeit, starke Müdigkeit, Stress, psychisch belastende Ereignisse oder Erschöpfung verursachen oft das »versteckte« Schielen, das als Winkelfehlsichtigkeit bekannt ist. Ein Ungleichgewicht in der Augenmuskulatur wird durch den Einsatz anderer Muskeln kompensiert, was dem Gehirn und Körper aber viel Kraft abverlangt. Der Blick in den Spiegel verrät in diesem Fall keine Auffälligkeiten in den Augen. Dafür können Kopfschmerzen, Verspannungen im Nackenbereich, Müdigkeit und Konzentrationsschwäche sowie Schwindel Symptome des »versteckten« Schielens sein.

Bei Kindern macht sich die Sehabweichung wie folgt bemerkbar: Ungeschicklichkeit beim Malen und Schreiben, krakelige Handschrift, Unsicherheit beim Ballspielen sowie fehlende Ausdauer und Leseunlust. Schnelles Ermüden, Aggression und Wut können ebenfalls auf der Tagesordnung stehen. Oft ähnelt das Symptom des »versteckten«

Schielens dem Aufmerksamkeitsdefizitsyndrom, kurz ADS genannt. Häufig wird es zu schnell medikamentös behandelt. Liebevolle Zuwendung, mehr Verständnis für das Kind und Zeit für Freizeit sollten in den Tagesablauf unterstützend eingebaut werden.

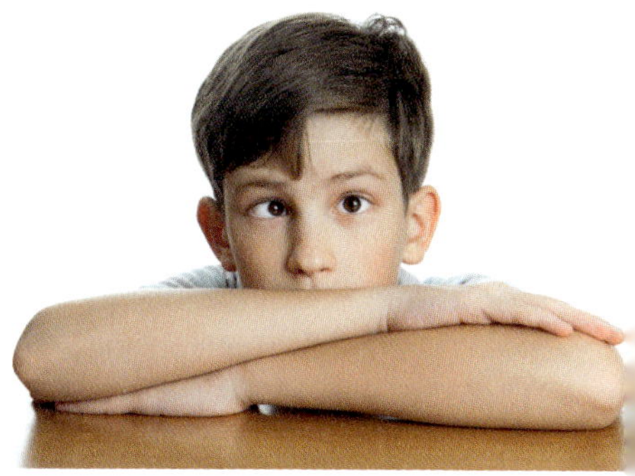

Bei dem Schielen, wie es auf diesem Bild zu erkennen ist, handelt es sich um ein offensichtliches Schielen.

Gehen Sie immer erst zum Augenarzt, wenn Sie glauben zu schielen. Ein Optiker kann im weiteren Verlauf eine Brille mit speziellen Gläsern anpassen. Im Falle des »versteckten« Schielens können Sehtrainer und Optiker mit Zusatzausbildung eine fehlerfreie Sehentwicklung mit hilfreichen Übungen unterstützen.

Weitere Sehstörungen

Neben den eben beschriebenen Fehlsichtigkeiten der Augen können sich weitere Sehstörungen bemerkbar machen. Auch hier werden vereinzelt spezielle Sehhilfen unterstützend eingesetzt, um Linderung zu verschaffen.

In der Nacht wird es dunkel

Wenn Menschen tagsüber alles klar erkennen können, jedoch bei Dämmerung und in der Nacht Probleme mit dem Sehen haben, sprechen Mediziner oft von der Nachtblindheit. Bei dieser geht es um die Schädigung der Sehzellen, die auf der Netzhaut für das Dämmerungssehen zuständig sind. Gründe dafür können oft Diabetes oder ein Vitamin-A-Mangel sein. Hier empfiehlt es sich, als Erstes den Augenarzt zurate zu ziehen. Optiker können im Nachgang mit speziellen Gläsern behilflich sein.

Wenn das Auge geblendet wird

Tagsüber bereits bei kleinster Sonnenlichteinstrahlung eine Sonnenbrille zu tragen, das ist fast Mode geworden. Doch bei manchen Menschen steckt hinter diesem Verhalten auch etwas anderes – sie beklagen sich über eine Blendempfindlichkeit der Augen.

Zunächst müssen dann häufige Ursachen wie Virusinfektion im Auge, langes Tragen von Kontaktlinsen, Trübung der Augenlinse oder Nebenwirkungen von Medikamenten ausgeschlossen werden. Doch dann kann sich hinter der Lichtempfindlichkeit auch etwas Harmloses verbergen. Langes Starren auf den Bildschirm sowie übermäßige Konzentration des Blicks bei Arbeiten im nahen Bereich wirken sich negativ auf die Pupille aus. Diese können sich unter den für sie stressigen Bedingungen nicht optimal schließen und öffnen. Beim Rausgehen in die Sonne sind die Pupillen dann oft zu groß, was die Blendempfindlichkeit der Augen begünstigt. Versuchen Sie öfter die Augen ausgiebig zu entspannen, denn so könne Sie eine optimale Tätigkeit der Pupille herbeiführen. Auf Seite 81 finden Sie im Abschnitt »Wellness für die Augen« viele hilfreiche Übungen.

Rot oder grün?

Die Rot-Grün-Schwäche ist wohl die bekannteste Farbfehlsichtigkeit (die sogenannte *anomale Trichromasie*). Nur ein Bruchteil der von Farbfehlsichtigkeit Betroffenen kann tatsächlich gar keine Farben wahrnehmen, sondern sieht lediglich Grautöne. Männer sind unter den Farbfehlsichtigen häufiger zu finden als Frauen – da die Schwäche über das X-Chromosom vererbt wird, können Frauen sie mit ihren zwei X-Chromosomen besser ausgleichen.

Auf der Netzhaut haben wir drei Sorten von Rezeptoren, die auf verschiedene Farbspektren spezifiziert sind. Beim Normalsichtigen entsteht ein Seheindruck unter der Beteiligung aller Lichtsinneszellen. Fehlen bestimmte Farbrezeptoren oder sind funktionsuntüchtig, kann es zu Störungen des Farbsehens kommen. Ein Augenarzt kann die Fehlsichtigkeit feststellen und ein Optiker wird eine Spezialbrille besonders bei Rot-Grün-Schwäche empfehlen.

Die häufigsten Augenerkrankungen

Eine Fehlsichtigkeit kann oft mit verschiedenen Sehhilfen ausgeglichen werden. Um gesundheitliche Risiken auszuschließen, benötigen Augen allerdings darüber hinausgehende augenärztliche Untersuchungen. Eine optimale Behandlung einer Augenerkrankung setzt eine schnelle Früherkennung voraus. Der regelmäßige Gang zum Augenarzt ist unumgänglich. Betrachtet man die Sehstörungen aus ganzheitlicher Sicht, können neben der medizinischen Betreuung viele unterstützende Maßnahmen angewendet werden. So kann das Voranschreiten der Augenerkrankung oft gestoppt werden.

Grauer Star

Im Laufe des Lebens werden nicht nur der Körper und die Gelenke steifer, sondern auch die Augenlinsen werden unflexibler und undurchlässiger. Der sich verlangsamende Stoffwechsel kann zur Verdichtung der Linse führen und somit den Blick trüben. Dieser Prozess erfolgt oft schleichend und wird als grauer Star *(Katarakt)* bezeichnet.

In den meisten Fällen ist diese Augenerkrankung altersbedingt. Jedoch können auch Diabetes, Entzündungen der Augen oder die Sonnenstrahlung den grauen Star hervorrufen. Andere Einflüsse wie Schilddrüsenerkrankungen, emotionaler Stress oder auch familiäre Veranlagung können sich ebenfalls ungünstig auf die Augengesundheit auswirken. Auch das jahrelange Tragen einer Brille kann die Beweglichkeit und die Durchblutung der Augen verhindern, was die Augenerkrankung zusätzlich beeinflussen kann. Oft verrät ein Blick in den Spiegel, dass die Iris oder die Pupille langsam eine grauweiße Farbe annehmen.

Können Objekte, Gegenstände oder Personen nur mit Mühe noch erkannt werden, sprechen Ärzte und Optiker von einer abnehmenden Sehleistung. Leider kann in diesem Fall eine stärkere Brille nicht immer behilflich sein. Sollte die Trübung der Augenlinse fortgeschritten sein, müssen die Augen von einem Augenarzt untersucht werden. Dieser entscheidet, ob eine Operation der Augenlinse nötig ist. Bei einer solchen wird die Linsenkapsel belassen und

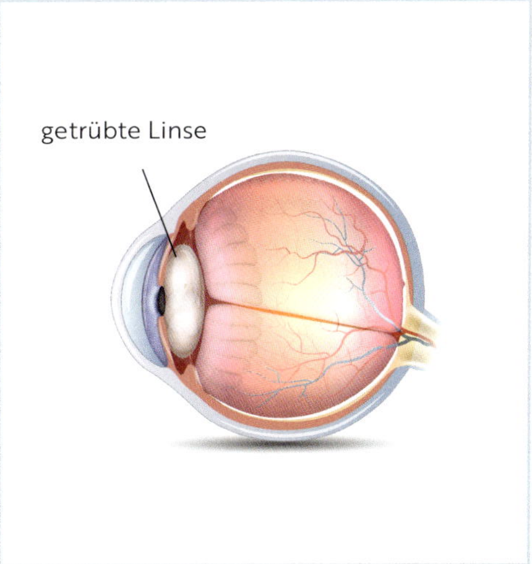

Beim grauen Star wird die Linse trüb und undurchlässig. Dieser Prozess behindert das Sehen in zunehmendem Maße.

der Linsenkern abgesaugt. Der leere Raum wird im Nachgang mit der vorher genau vermessenen künstlichen Linse ausgefüllt. Auch wenn der Eingriff routinemäßig erfolgt, so dürfen die Nebenwirkungen nicht außer Acht gelassen werden. Als Spätfolge kann eine Eintrübung der hinteren Linsenkapsel auftreten, die als sogenannter *Nachstar* bekannt ist. Wundheilstörungen der Hornhaut und eine daraus entstehende Blickverzerrung sowie Lichtempfindlichkeit werden oft nach einer Grauen-Star-Operation bemerkt. Um die Netzhautablösung oder eine *Makuladegeneration* (eine Verschlechterung des zentralen Teils der Netzhaut) zu verhindern, sollten die Augen nach dem erfolgten Eingriff mit einer Sonnenbrille geschützt werden. Da jede Augenerkrankung auch aus der ganzheitlichen Sicht betrachtet werden sollte, finden Sie ab Seite 121 hilfreiche Maßnahmen, um das Voranschreiten der Linsentrübung zu stoppen.

Grüner Star

Das Auge benötigt einen gewissen Druck, um in Form gehalten zu werden. Das Kammerwasser, das die Augenlinse umspült, ist zum größten Teil für den Druck und seinen Ausgleich verantwortlich. Stimmt das Verhältnis von Produktion und Abfluss des Kammerwassers nicht, steigt der Augeninnendruck, was langfristig zu einer Schädigung des Sehnervs führen kann. Im Normalfall beträgt der Augeninnendruck 10 bis 21 mm/Hg.

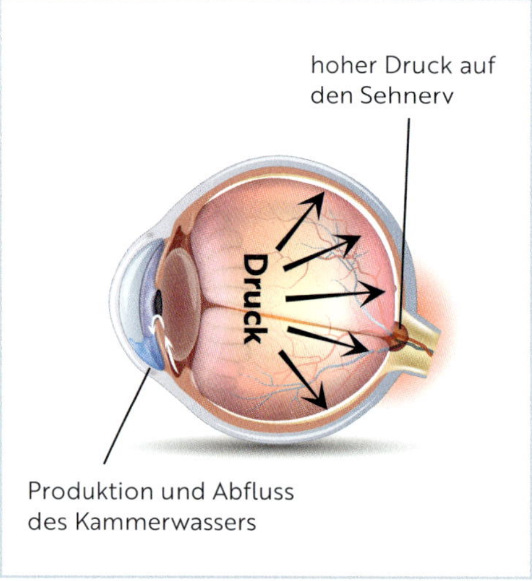

Bei grünem Star fließt das Kammerwasser nicht optimal ab. Dadurch wird Druck auf den Sehnerv ausgeübt und dieser wird geschädigt.

Als Ursache dieser Augenerkrankung kommen auch eine unzureichende Durchblutung des Sehnervs oder eine gestörte Blutversorgung der Nervenzellen auf der Netzhaut infrage – beides kann durch eine ungünstige Körperhaltung und einen chronisch verspannten Rücken ausgelöst werden. Anzeichen wie verminderter Durst, Migräne, Stress oder Tinnitus treten oft als Vorboten dieser Augenerkrankung auf. Stark Kurzsichtige – ab minus fünf Dioptrien – sowie Menschen mit schwankendem Blutdruck gehören überdies zu den Risikogruppen.

Meist wird ein beginnender grüner Star, dem *Glaukom*, kaum bemerkt, da er oft mit keinerlei Schmerzen verbunden ist. Zuerst kann das Sehen in den Randbereichen erschwert sein, gefolgt wird dies von Ausfällen, die in der Mitte eines anvisierten Bildes entstehen. Nur in seltenen Fällen kommt es zu Augenschmerzen, Kopfschmerzen oder sogar Übelkeit bis hin zum Erbrechen. Auf jeden Fall sollte bei Verdacht des grünen Stars der Augenarzt zurate gezogen werden. Dieser kann anhand weiterer Untersuchungen den Augeninnendruck testen und den Sehnerv beurteilen.

Die Therapie des grünen Stars erfolgt meist durch Verabreichung von Augentropfen, die den Augeninnendruck senken sollen. Zeigt das keine Erfolge, wird eine Operation empfohlen. Eine Früherkennung dieser Augenerkrankung ist sehr wichtig, um ein Voranschreiten frühzeitig zu stoppen. Auch diese Erkrankung kann mit weiteren hilfreichen Maßnahmen hinausgezögert werden. Lesen Sie dazu mehr auf der Seite 122.

Makuladegeneration

Die schwerwiegendste Augenerkrankung, die leider zur Erblindung führen kann, ist die altersbedingte Makuladegeneration, kurz AMD. Das zentrale Sehen verschwimmt hier nach und nach, die Farben verblassen, die Buchstaben verschwimmen beim Lesen. Es gibt zwei Formen dieser Erkrankung: die trockene und die feuchte Makuladegeneration. Bei der trockenen Form kommt es durch eine schlechte Durchblutung auf der Netzhaut zur Ablagerung verschiedener Abbauprodukte aus dem Zellstoffwechsel. Ernährung mit großem Eiweißanteil kann die Durchblutungsstörung beschleunigen. Bei dieser Form der Erkrankung berichten viele Augenärzte von Erfolgen mittels einer Behandlung mit Nährstoffpräparaten, die das Voranschreiten der trockenen Makuladegeneration unterbinden.

Bei der feuchten Form der Makuladegeneration spielt es eine ursächliche Rolle, dass der Körper unter der Netzhaut neue Gefäße bildet, um der Mangelversorgung im Gewebe entgegenzuwirken. Diese Gefäße sind sehr dünn und durchlässig. Reißen deren Wände, kann Flüssigkeit in die Netzhaut eindringen und somit die feuchte Makuladegeneration hervorrufen. Hier kann eine Operation helfen, das Einströmen der Flüssigkeit in die Netzhaut zu unterbrechen.

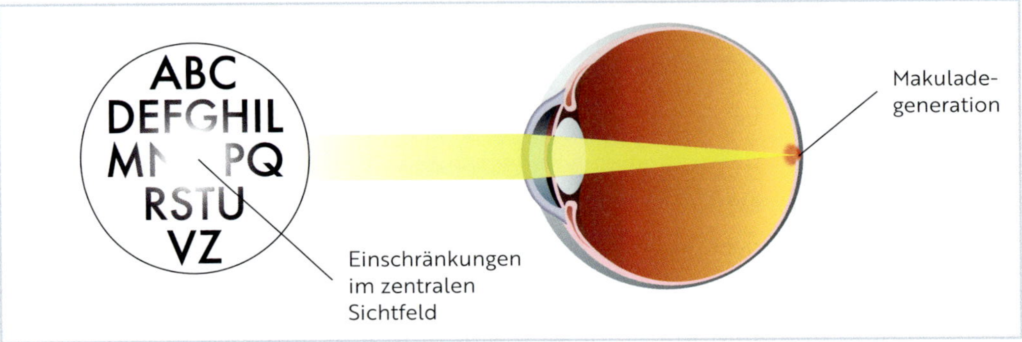

Wenn das zentrale Sehen verschwommen erscheint, kann es sich hier um eine Makuladegeneration handeln, die von einem Augenarzt abgeklärt werden muss.

Um die Vorboten der Augenerkrankung zu erkennen, können Sie selbst mithilfe eines sogenannten Amsler-Gitters die Augen prüfen. Die Anleitung dafür finden Sie auf Seite 75 und die Tafel am Ende des Buches. Hier ist es wichtig, auf die eventuell verzerrten Linien zu achten. Auch das Gesichtsfeld kann erkundet werden. Halten Sie dabei Ihr Gesicht geradeaus gerichtet und schauen Sie in die Ferne. Bewegen Sie nun im Randbereich Ihre Handflächen und stellen Sie fest, ab welcher Position die Hände nicht mehr sichtbar sind. Bei gesunden Augen ist das Gesichtsfeld 180 Grad weit. Ganzheitlich betrachtet können zusätzlich zu den Sehübungen viele Vitalstoffe, die auf Seite 145 dargestellt sind, zur Risikoreduzierung dieser Erkrankung beitragen.

Der Gang zum Optiker

Wenn das Sehen nachlässt, besteht der erste Schritt meist darin, zum Augenarzt zu gehen. Kinder bis zum 18. Lebensjahr, die ein Rezept für die Erstverordnung benötigen, schlagen bitte auch diesen Weg ein.

Viele Menschen wissen jedoch nicht, dass ebenfalls der Optiker die Augen genau vermessen kann. Oftmals verweisen Augenärzte erwachsene Patienten tatsächlich an einen Optiker, weil dieser sich mehr Zeit nehmen und zudem eine Sehhilfe vor Ort optimal anpassen kann. Manch Optiker besitzt hochmoderne Geräte, die die Augenmessung erleichtern. Ergibt sich bei dieser Untersuchung der Verdacht auf eine Augenerkrankung, wird im nächsten Schritt der Besuch bei einem Augenarzt empfohlen.

Wie vermisst nun der Optiker die Augen? Von einer Sehtafel, die sich sechs Meter entfernt befindet, liest der Kunde nacheinander verschiedene Buchstaben oder Zahlen vor. Diese werden von der Größe her immer kleiner – so kann man die Augen auf die Ferne prüfen. Entweder erlaubt der beleuchtete Raum die Größenordnung von sechs Metern oder die Messung erfolgt mittels Spiegel, der in drei Metern Entfernung an die Wand angebracht wird.

Das Sehen im nahen Bereich wird mit dem Lesen im Abstand von circa 40 Zentimetern getestet. Dazu wird eine Leseprobe oder ein Zeitungsausschnitt benutzt. Der gemessene Wert wird in Form der Dioptrienzahl ausgegeben. Somit ist die momentane Sehstärke erfasst und im Nachgang wird eine Brille entsprechend eingeschliffen. So weit, so gut.

Manchmal sprechen die Optiker allerdings auch von einer sogenannten Sehleistung. Kaum einer weiß dann, was gemeint ist. In diesem Fall geht es um die Sehschärfe, also um die Fähigkeit des Auges, Details von Objekten zu erkennen. Man kann diese auch mit dem Auflösungsvermögen einer Kamera vergleichen, das in einer Pixelzahl angegeben wird. Je höher die Auflösung, desto schärfer das Bild. Oder anders gesagt: Je kleiner die Objekte, die noch kontrastreich gesehen werden, desto höher die Sehleistung.

Oft wird dieser Wert in Prozentangaben ausgedrückt, wie zum Beispiel 100 Prozent Sehleistung. Laut Gesetz reicht zum Autofahren eine gemessene Sehschärfe von 70 Prozent. Erreichen die Augen mit einer Brille weniger als 30 Prozent, so spricht man von einer Sehbehinderung. Hier hat man die Möglichkeit, von der Krankenkasse einen Zuschuss zur Sehhilfe zu bekommen.

Eine Ursache für die abnehmende Sehschärfe ist unter anderem die geringere Flexibilität der Augenlinse, die sich mit dem Älterwerden zeigt. Neben der Brille könnten hier auch Übungen für die Sehkraft hilfreich und unterstützend sein. Diese werden im Praxisteil in Kapitel 3 ab Seite 75 vorgestellt – probieren Sie diese mal aus.

AUF EINEN BLICK

Leitfaden für das Vermessen der Augen und einer optimalen Brille

- Der Zeitpunkt einer Augenvermessung kann deren Ergebnisse entscheidend beeinflussen. Nach einem anstrengenden Arbeitsalltag, bei dem sich das Sehen überwiegend im nahen Bereich abgespielt hat, ergibt es wenig Sinn, einen Termin beim Optiker zu vereinbaren. Tatsächlich könnte es dann passieren, dass Ihre Augen während der Messung eine andere Sehstärke haben. Bei der späteren Abholung der Brille ist in einem solchen Fall die Unverträglichkeit vorprogrammiert. Mit entspannten Augen dagegen können Messfehler tendenziell vermieden werden. Sollte der Termin zu keinem für Sie günstigen Zeitpunkt möglich sein, so teilen Sie Ihrem Optiker vor der Messung eventuell vorhandene Augenbeschwerden mit. Bitten Sie um einen zusätzlichen Termin. So werden die tagesaktuellen Messwerte »eingefroren« und mit dem späteren Ergebnis verglichen.
- Im Vorfeld der Augenmessung ist es wichtig, genug zu trinken. Die Arbeit bitte mindestens eine Stunde davor ruhen lassen und stattdessen ein paar Schritte an der frischen Luft machen.
- Sollten Sie Kontaktlinsen tragen, so empfiehlt es sich, diese einen Tag zuvor herauszunehmen und tagsüber eine Brille zu benutzen.
- Klären Sie Ihren Optiker während der Beratung über alle Sehthematiken auf und beschreiben Sie gegebenenfalls Ihren Arbeitsplatz. Dies ist sehr entscheidend, um im Nachgang die richtige Glaswahl zu treffen.
- Während der Messung selbst achten Sie auf eine gleichmäßige Atmung. Sollten sich Unsicherheit, Bedenken oder sogar Ängste zeigen, bitten Sie darum, die Messung kurz zu unterbrechen. Nach einer Verschnaufpause kann der Optiker mit seiner Arbeit behutsam fortfahren.
- Sobald die Messung im Prüfraum abgeschlossen ist, werden Ihre optischen Werte erst in eine sogenannte Messbrille eingesetzt. Mit dieser laufen Sie Probe und betrachten die reale Welt. Achten Sie dabei auf ein angenehmes Gefühl in den Augen und kommunizieren Sie, wenn Sie es nicht haben. Ihr Wohlbefinden ist bei dem kompletten Prozess sehr entscheidend.

Jetzt kann die Auswahl der Brillenfassung und anschließend die Glasberatung erfolgen.

Sehhilfen für jede Gelegenheit

Nach der Durchführung einer Augenmessung können die richtigen Gläser ausgewählt werden. Im ersten Schritt vermessen Optiker die Sehstärke, die für die weite Entfernung benötigt wird. Sollten Sie kurz- oder stark weitsichtig sein, so bekommen Sie eine Fernbrille empfohlen, mit der Sie zum Beispiel Auto fahren können. Haben Sie Schwierigkeiten, nahe Objekte zu erkennen, wird mit einer Lesebrille ausgeholfen. Bildschirmarbeitsplatzbrillen, Kontaktlinsen oder Sonnenbrillen stellen weitere Möglichkeiten dar, um das Sehen zu unterstützen oder die Augen zu schützen. Je nach Glasdicke können höherbrechende Gläser in Betracht gezogen werden. Hier kann zusätzlich die Ästhetik ihren Raum finden, wenn eine entsprechende Brillenfassung gewählt wird.

Viele träumen von einer Brille, die allen Sehanforderungen entspricht. Die Werbung verspricht so einiges. Doch in Wirklichkeit sieht es oft anders aus. Verabschieden Sie sich am besten gleich von diesem Gedanken. Schließlich wandern Sie auch nicht mit den leichten Sandalen oder gehen mit den Bergstiefeln ins Schwimmbad.

Die ideale Brille für den Arbeitsplatz

Um die ideale Brille für den Arbeitsplatz zu finden, ist es enorm wichtig zu bedenken, wie der Arbeitsplatz überhaupt aussieht. Sind Sie kurzsichtig, so eignet sich die Brille mit den ausgemessenen Fernwerten zum Beispiel nicht an einem Bildschirmarbeitsplatz. Da eine Fernbrille für die Weite ab sechs Metern bestimmt ist, ist diese für die Entfernung von circa 30 bis 80 Zentimetern – einfach ausgedrückt – zu stark. Genau in diesem Abstand befinden sich meistens aber Ihre Dokumente: der Computer, den Sie ganztags anschauen, und das Smartphone, auf das sie immer wieder blicken. Ein Problem mit der Fernbrille entsteht auch, wenn Ihre Augenlinse ständig versucht, sich auf die Nähe einzustellen. Sie wird daran aber durch das vorhandene Glas gehindert. So leistet sie permanent eine zusätzliche Arbeit und wird überfordert. Dies wird oft gar nicht groß bemerkt.

Um die Augen und das vegetative Nervensystem im nahen Bereich zu entspannen und zu entlasten, wird eine Brille mit einer anderen Sehstärke benötigt. Oft passen ein bis zwei Dioptrien weniger, als sie die Fernbrille hat. An dieser Stelle ist es wichtig, darauf hinzuweisen, dass das Alter nicht immer eine Rolle spielt. Kurzsichtige Jugendliche können genauso wie Erwachsene von einer Sehhilfe profitieren, die das Sehen im nahen Bereich erleichtert und die zusätzlich die Augenlinse entspannt.

Bitten Sie Ihren Optiker, Ihnen eine Messbrille mit schwächeren Werten aufzusetzen, und machen Sie eigene Erfahrungen damit. Schauen Sie auf die näheren Objekte und achten Sie auf eine eventuelle Entspannung in den Augen. Auch ein Weitsichtiger kann in den Genuss solch einer Brille kommen. Hierzu wird die Sehstärke im nahen Bereich vermessen und in entsprechende optische Gläser überführt. Diese Sehhilfe kommt meistens bei der Computerarbeit zum Einsatz, kann aber – je nach Bedarf – als eine erweiterte Lesebrille genutzt werden.

Oft sind solche Brillen mit zwei ineinandergleitenden Sehstärken versehen und sind als Arbeitsplatzbrille deklariert. Im oberen Bereich des Glases können Sie entspannt den Monitor anschauen, in der unteren Hälfte dafür Ihre Dokumente lesen oder auf das Smartphone blicken. Manchmal handelt es sich aber auch nur einfach um eine Einstärkenbrille, die für den Computerabstand vermessen wurde. Erkundigen Sie sich bei Ihrem Arbeitgeber, ob diese Art von Brille von ihm bezuschusst wird, und lassen Sie sich beim Optiker ausführlich beraten.

Mit Gleitsichtgläsern für alles gefeit

Eine weitere Möglichkeit, das Sehen zu unterstützen, besteht in Gleitsichtgläsern. Sie erlauben es, auf allen Entfernungen scharf zu sehen. Im oberen Segment ist das Glas auf die Ferne eingestellt, dieses nimmt die meiste Fläche ein. Der schmale, mittlere Bereich ermöglicht das Sehen in der Zwischenentfernung, zum Beispiel auf dem Computer. Im unteren, etwas breiteren Rand des Glases ist die Sicht für den Nahbereich zu finden.

Diese Gläser eignen sich optimal zum Autofahren. Ein integrierter Lesebereich ermöglicht das Erkennen von kleinen Schriften, ohne dass Sie dafür die Brille wechseln müssen. Allerdings ist die Sicht auf den PC etwas eingeschränkt. Viele Optiker raten deshalb davon ab, diese Sehhilfen während der Bildschirmarbeit ständig zu tragen. Durch den eingeschränkten Sehbereich im Glas auf die Computerentfernung und zusätzliche Übermüdung der Augen kann es zu Nackenverspannungen kommen. Das Auge versucht permanent, den perfekten Durchblickpunkt zu finden, und landet mehrmals im unteren Bereich des Glases. Der Kopf wird dabei leicht nach hinten verlagert und der Nacken unnötig überbeansprucht. Die Lösung besteht in einer zusätzlichen Sehhilfe zur Gleitsichtbrille. Diese kann in dem geschilderten Fall für Ihr Wohlbefinden sorgen.

Für den Computergebrauch eignet sich die sogenannte Arbeitsplatzbrille. Und um das Lesen mühelos zu gestalten, empfehlen Optiker zusätzlich eine Lesebrille. So können Sie sich auch abends im Bett entspannter Ihrem Lieblingsbuch zuwenden.

Die Welt sieht blau

Der ständige Blick auf den Computer tut allgemein den Augen nicht gut. Hier verspricht die optische Industrie eine Erleichterung in Form einer speziellen Beschichtung, die auf die Gläser angebracht wird. Diese soll das blaue Licht im Wellenlängenbereich von 380 bis 440 Nanometern, das übermäßig von den digitalen Geräten ausgestrahlt wird, filtern. In diesem Zusammenhang wird von einer sogenannten Blaufilterentspiegelung gesprochen.

Dass zu viel Licht Schäden anrichtet, erkennt man an dem UV-bedingten Sonnenbrand – er ist die Folge der Sonneneinstrahlung. Auch kann das blaue Licht die Netzhaut schädigen, wenn sich der digitale Konsum über längere Zeit hinzieht. Zudem kann der Schlaf-wach-Rhythmus beeinflusst werden, weil das für den Schlaf verantwortliche Hormon Melatonin dadurch unterdrückt wird. Die Großraumbüros sollten nicht außer Acht gelassen werden. Diese sind mit vielen LED-Sparlampen ausgestattet. Auch hier überwiegt der blaue Anteil des Lichtes. Wissenschaftlich ist es umstritten, ob das künstliche Blaulicht zu andauernden und sogar enormen Schäden der Augen führen kann. Fakt ist jedoch, dass zu viel dieses Lichts genauso ungesund ist wie zu wenig davon.

Viele Träger einer entsprechend beschichteten Brille berichten über geringere Müdigkeit, weniger Trockenheitsgefühl in den Augen und seltenere Kopfschmerzen. Ein richtiger Wellnessfaktor entsteht auch, wenn man öfter blinzelt, regelmäßig Pausen am Computer einlegt und sich an der frischen Luft aufhält. Wenn Sie also viel vor dem PC arbeiten und über verschiedene Augenbeschwerden klagen, ist eine Brille mit einer Blaufilterentspiegelung neben einer gesunden Arbeitsweise bestimmt eine unterstützende Maßnahme.

Brillenlos mit Kontaktlinsen

Ohne Brille die Welt scharf zu sehen, das verspricht die Kontaktlinse. Bei ihr handelt es sich um ein unauffälliges dünnes Kunststoffplättchen, das auf dem Tränenfilm schwimmt. Die Kontaktlinse ermöglicht ein uneingeschränktes Sichtfeld und mehr Bewegungsfreiheit zum Beispiel bei sportlichen Aktivitäten. Der tägliche Pflegeaufwand ist jedoch höher als bei einer Brille. Saubere Hände, Reinigung und Desinfektion der Kontaktlinse sind wichtige Faktoren, die bei falscher Handhabung Risiken mit sich bringen. Es gibt viele Ausführungen der Kontaktlinse. Eine Tageslinse ist unkompliziert und mit wenig Aufwand verbunden, sie kann nach Bedarf auf die Augen aufgesetzt werden und benötigt keine Pflegemittel. Die Monatslinsen sind dagegen pflegeaufwendiger.

Das Spektrum der Linsen erstreckt sich von einer Einstärkenlinse bis zu einer Multifokallinse, die der Funktion einer Gleitsichtbrille ähnelt. In bestimmten Lebenssituationen ergibt es auch Sinn, auf eine Brille zurückzugreifen. Bei Erkältungen, Allergien oder Bindehautentzündung kann die Kontaktlinse das Auge zusätzlich reizen. Neigen Sie zu trockenen Augen, könnte das Tragen einer Kontaktlinse die Beschwerden verstärken.

Sonnenschutz für die Augen

Bei starker Sonneneinstrahlung in den Bergen, bei Schnee oder am Meer brauchen die Augen guten Schutz. Hier können Sonnenbrillen helfen. Auch um Augenerkrankungen vorzubeugen, sprechen sich viele Augenärzte für Sonnenbrillen aus. Optiker beraten zu den verschiedenen Verdunklungen und Veredelungen der Gläser. Von farbigen über selbsttönenden bis hin zu modisch eingefärbten – alles ist möglich. Oft wird jedoch zu schnell zu einer Sonnenbrille gegriffen, bereits bei kleinster Lichteinstrahlung wird sie benutzt. Durch den modernen Lebensstil mit dem überwiegenden Aufenthalt in geschlossenen Büroräumen mangelt es den Augen an natürlichem Tageslicht.

Die wichtige Vitamin-D-Produktion, welche der Körper selbst unter Sonneneinstrahlung leistet, wird durch das Tragen einer Sonnenbrille gehemmt. Vitamin D schützt vor Erkältungen, stärkt die Knochen und aktiviert das Gehirn. Werden die Augen ständig hinter dunklen Sonnenbrillengläsern versteckt, kann das zusätzlich zu Serotoninmangel oder Schlafproblemen führen.

Um eine Zunahme der Lichtempfindlichkeit zu stoppen, ergibt es Sinn, zunächst auf Ursachenforschung zu gehen. Langes Starren auf den Bildschirm sowie übermäßige Arbeit im nahen Bereich übermüden die Augen zusätzlich. Die im Praxisteil ab Seite 75 vorgestellten Übungen können sich positiv auf die Gesundheit der Augen auswirken. Die Augen mit den Handflächen abzudunkeln – wie das im Übungsteil auf Seite 81 beschrieben wird – und gesunde Ernährung ersetzen zwar nicht die Sonnenbrille, wirken jedoch unterstützend bei der Reduktion der Lichtempfindlichkeit.

Brille – ein Gebrauchsinstrument

Ungeachtet dessen, welche Brille Sie nun benötigen, dürfen Sie sie vor allem als ein Gebrauchsinstrument betrachten. An dieser Stelle soll kurz die Wichtigkeit des Sehens ohne Brille hervorgehoben werden. Um entspannter zu arbeiten und sicher mit dem Auto unterwegs zu sein, ist eine Sehhilfe erforderlich.

Doch es gibt auch Momente, in denen Sie die Brille nicht benötigen. Hier sind aber nicht die Schlafphasen gemeint. Auch tagsüber können Sie Ihre Brille beiseitelegen und die Welt mit einem weichen, leicht verträumten Blick betrachten. Solange Sie ohne Brille nicht versuchen, alles scharf zu erkennen, tut das Ihren Augen gut! Währenddessen entspannen sich die Augenmuskeln, das Gehirn kann kurz abschalten, die Wahrnehmung wird verstärkt und alle Sinne werden miteinbezogen. Wenn Sie dann nach einer Weile Ihre Brille wieder aufsetzen, kann alles um Sie herum schärfer und kontrastreicher erscheinen. Lassen Sie sich gern darauf ein und lesen Sie mehr im Praxisteil ab Seite 75 darüber. Dort wird auch näher auf eine sogenannte Übungsbrille eingegangen.

Natürliche Augenbefeuchtung

Das trockene Auge, auch unter dem Namen *Sicca Syndrom* bekannt, äußert sich oft durch brennende, gerötete Augen, Lidrandentzündung sowie Sandkorngefühl. Hormonelle Veränderungen, Autoimmunerkrankung oder Diabetes sind nur einige Ursachen. Medikamente, Schmerzmittel oder äußere Einflüsse wie Hitze, Kälte und Wind können ebenfalls das trockene Auge bedingen.

Anders sieht das bei einem Büro-Auge aus, dem sogenannten *Office-Eye*. Das Trockenheitsgefühl der Augen wird hier noch von weiteren Beschwerden wie Doppelsehen, schwankender Sehleistung trotz optimaler Brille, Kopfschmerzen, Müdigkeit und Konzentrationsmangel begleitet. Durch das fehlende dynamische Sehen und Arbeiten mit überwiegend starrem Blick auf den Computer mit vermindertem Lidaufschlag wird nicht ausreichend Flüssigkeit für den Tränenfilm produziert. Trockene Luft, Stress oder ein gestörter Wasserhaushalt beschleunigen die Symptome. Augentropfen sollten in diesem Fall nicht die einzige Lösung sein, denn die meisten gleichen nur den wässrigen Anteil des Tränenfilms aus.

Der Tränenfilm besteht aus drei Schichten, die sich in den Übergängen miteinander vermischen. Die unterste Schleimschicht, die Muzinschicht, liegt direkt auf der Hornhaut auf; sie gleicht kleine Unebenheiten aus und sorgt dafür, dass die zweite wässrige Schicht auf der Hornhaut haften bleibt. Die wässrige und dickste Schicht, die circa 90 Prozent des Tränenfilms ausmacht, ist für die Befeuchtung und für die Ernährung der Augen zuständig. Die vorderste, ölige und lipidhaltige Schicht sorgt dafür, dass der Tränenfilm stabil bleibt, nicht verdunstet oder aus dem Auge herausläuft. Mit jedem Lidschlag wird die Lipidschicht über das Auge verteilt. Bleibt der regelmäßige Lidschlag aus, wie es bei der Computerarbeit der Fall ist, kommt es zu eingeschränkter Produktion oder sogar Verdunstung der Tränenflüssigkeit.

Augentropfen, die nur den wässrigen Bestandteil ersetzen sollen, beinhalten oft Konservierungsstoffe. Diese führen langfristig zur Verletzung der schützenden Lipidschicht und verstärken das Verdunsten der wässrigen Schicht. Beim typischen *Office-Eye* ist der Einsatz von lipidhaltigen Augensprays oder Gels[1] zu bevorzugen, da sie den Tränenfilm zusätzlich stabilisieren. Aber auch ein regelmäßiges Gähnen regt die natürliche Tränenproduktion an. Mit gleichmäßigem Lidschlag wird die ölige Schicht dann über das gesamte Auge verteilt. Einfache Maßnahmen und Übungen sollten auf der Tagesordnung stehen, um dem *Office-Eye* entgegenzuwirken – diese finden Sie auf Seite 131.

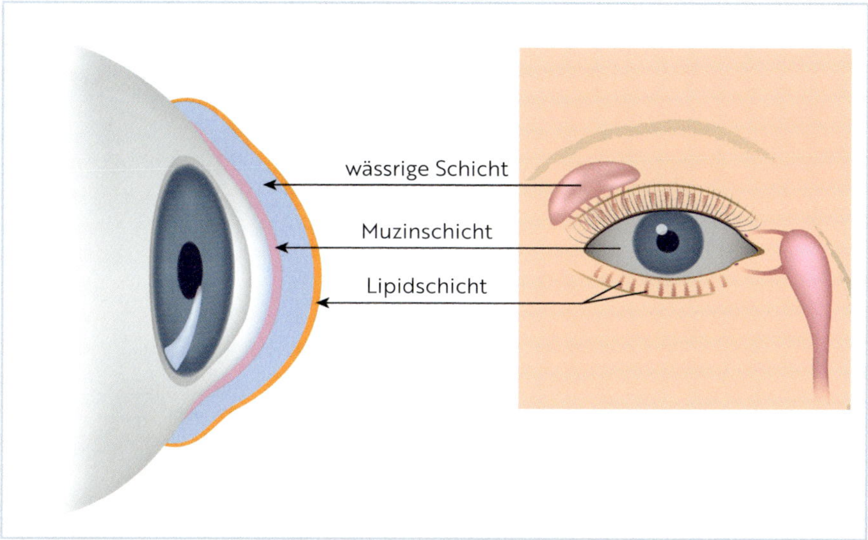

Aufbau des Tränenfilms mit einer Muzinschicht, einer wässrigen Schicht und der Lipidschicht.

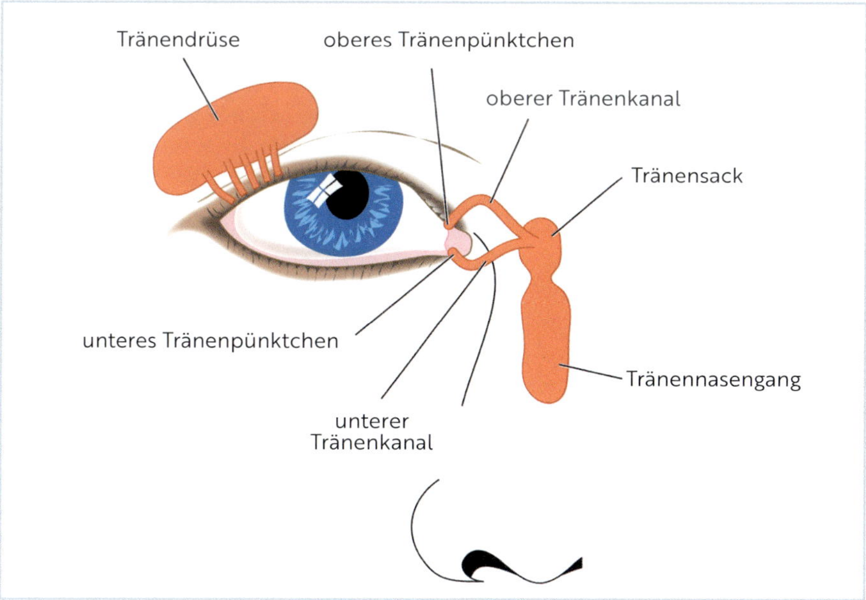

Die Tränenflüssigkeit, die von der Tränendrüse gebildet wird, beinhaltet Enzyme, Lipide und weitere Bestandteile, die durch Lidbewegungen über den Augapfel verteilt werden.

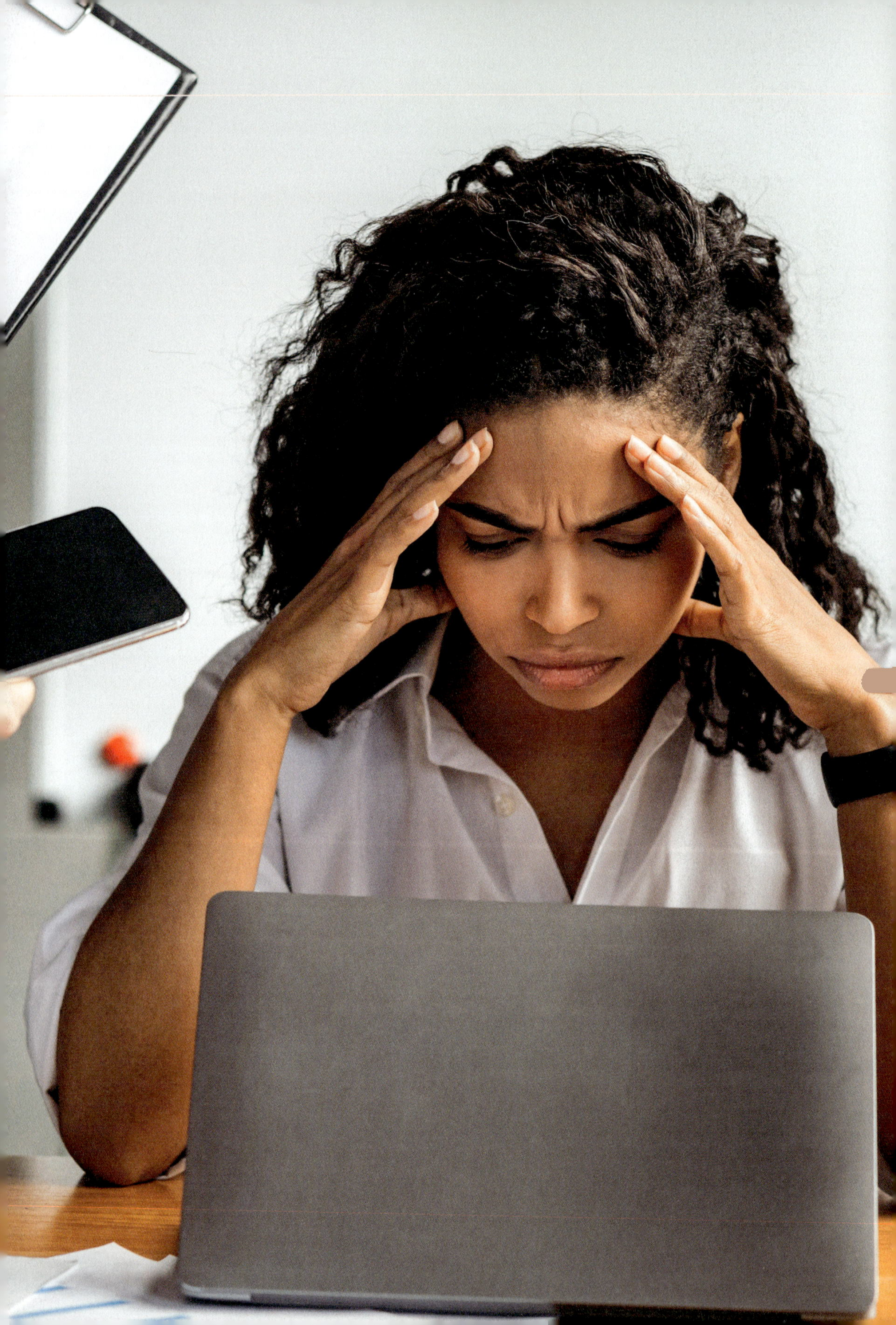

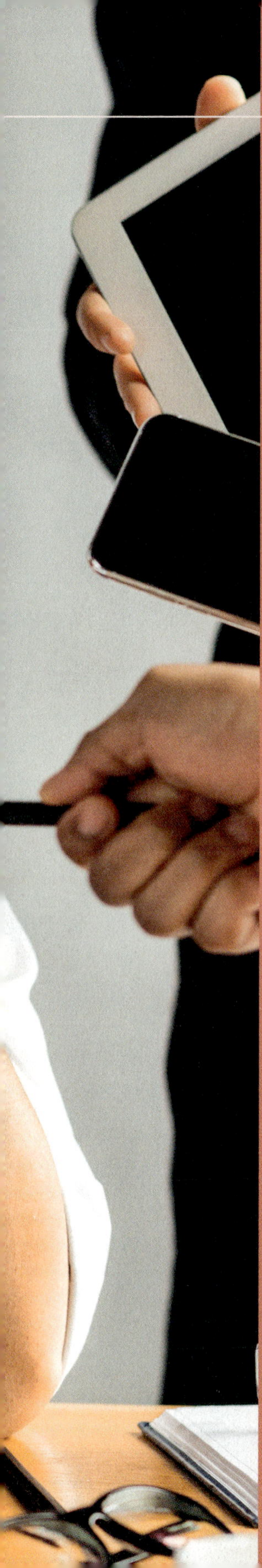

2

MODERNER LIFESTYLE UND DIE AUGEN

Die Welt wird immer schnelllebiger, digitaler und moderner. In diesem Kapitel erfahren Sie, welche Auswirkungen das auf die Augen und den Körper hat. Sie finden tiefergehendes Wissen, leicht und verständlich dargestellt. Die Informationen sind fundiert und von vielen Studien untermauert.

Was Berufe den Augen abverlangen

Mit dem technischen Fortschritt und der Digitalisierung verändert sich auch unsere Arbeitsumgebung. Früher war die Arbeit durch körperliche Tätigkeit geprägt, heute bewegen wir uns kaum und verbringen die meiste Zeit vor einem Computer oder richten den Blick permanent auf das Handy. Die Grundbedürfnisse des Organismus zu erfüllen – uns ausreichend Bewegung und einen gesunden und ausgeglichenen Wechsel zwischen Anspannung (Arbeit) und Entspannung (Urlaub) zu bieten –, das bleibt oft auf der Strecke. Verschiedene Beschwerden, ob visuell, körperlich oder mental, sind die Folge.

Die Arbeit am Bildschirm

Der Computer ist im beruflichen wie im privaten Leben nicht mehr wegzudenken. So ist für 21 Millionen Beschäftigte in Deutschland der Bildschirm essenzielles Equipment ihres Arbeitsplatzes. Etwa 33 Millionen Erwerbstätige nutzen nach Angaben des Statistischen Bundesamtes täglich mehrere Stunden einen Computer oder ein computergesteuertes Gerät.[2] Während der PC-Arbeit sind die Augen über einen längeren Zeitraum auf den Monitor gerichtet, was automatisch zu mangelnden Augenbewegungen führt. Müde, trockene und gerötete Augen sind die häufigsten Folgen der Monotonie, die wir beim Sehen praktizieren.

Bewegungsmangel und ein verkrampftes Sitzen vor dem Computer begünstigen zusätzlich Schulter- und Nackenverspannungen, die zu einer Unterversorgung der Augen mit Nährstoffen und Sauerstoff führen. Nachfolgend kann eine durch viele Faktoren ausgelöste Erweiterung der Pupille den scharfen Seheindruck trüben. Die dauerhafte Anspannung des Ziliarmuskels während der Bildschirmarbeit tut ihr Übriges – der Ziliarmuskel ist der Muskel, dank dem die Augenlinse ihre Brechkraft ändern und sich auf verschiedene Distanzen einstellen kann.

Wenn die Augenlinse Schwierigkeiten hat, sich auf unterschiedliche Sehentfernungen umzustellen, kommt es beim Lesen zu einem schnellen Ermüden. Aufgrund des zweidimensionalen Sehens am Bildschirm lässt auch die geistige Leistungsfähigkeit nach und Konzentrationsstörungen entstehen – weitere Faktoren, die auf einen visuellen

Sehstress hindeuten. Auch die Lichtverhältnisse am Arbeitsplatz sorgen oftmals für zusätzliche Augenermüdung, gibt es dort typischerweise künstliche Lichtquellen, die zu viel Blauanteil des Lichtes beinhalten.

Trotz der Vielzahl der aufgelisteten Beschwerden beschränken sich jegliche Augenuntersuchungen meistens nur auf die Sehschärfe. Eine Studie[3] aus dem Jahr 2005, die an der Universität Augsburg durchgeführt wurde, bestätigt, dass die Bildschirmarbeit großen Einfluss nicht nur auf die Anpassungsfähigkeiten von nahen auf ferne Objekte hat. Auch *asthenopische* Beschwerden (durch gestörtes Sehvermögen auftretende Beschwerden) wie trockene, müde Augen, nachlassendes Sehen oder Kopfschmerzen konnten nachgewiesen werden. Obwohl bei der als G 37 bezeichneten vorgeschriebenen arbeitsmedizinischen Vorsorgeuntersuchung für Bildschirmarbeitsplätze keine Auffälligkeiten zu erkennen waren, ließen sich im Gruppenvergleich von Bildschirmarbeitern und Kontrollgruppen mit anderen Tätigkeiten (konventionelle Büroarbeiter, Handwerker und Berufskraftfahrer) statistisch signifikante Veränderungen des Sehens belegen. Einschränkungen fließender Blickbewegungen und des räumlichen Sehens sowie eine Zunahme der Kurzsichtigkeit wurden beobachtet. Die Ergebnisse dieser Studie liefern neue Ansätze für präventive Untersuchungs- und Behandlungsmethoden: weg von der »Tauglichkeitsprüfung« des Sehens und einer reinen Optimierung der Sehschärfe hin zu einer komplexen Betrachtung des Sehens über mehrere Kategorien hinweg.

Heute stehen viele Testmethoden zur Verfügung und darauf aufbauende gezielte Trainingsmaßnahmen, die präventiv eingesetzt werden können. In den Fokus der ganzheitlichen Betrachtung rückt ein augenfreundliches Verhalten am Bildschirm – das Ziel dabei ist, den visuellen Stress deutlich zu reduzieren. Um Augenermüdung, Kopfschmerzen sowie dem nachlassenden Sehen vorzubeugen, wird empfohlen, kurze und regelmäßige Pausen am Bildschirm einzulegen. Nach jeder Stunde Arbeit diese zu unterbrechen, das sorgt für Erholung der Augen, fördert die Kreativität und bringt neue Ideen zum Fließen. Die Effektivität[4] dieser zwar kurzen, aber häufig ausgeführten Pausen wurde durch wissenschaftliche Untersuchungen belegt.

Eine zentrale Bedeutung hat für den ganzheitlichen Ansatz ebenfalls die Körperhaltung und die ergonomische Arbeitsplatzgestaltung. Langes Sitzen vor den Bildschirmen, mangelnde Bewegung sowie ungeeignete Büromöbel begünstigen Muskelverkürzungen im gesamten Körper. Einfache Körperlockerung, Anpassung des Monitors an die Gegebenheiten, ein höhenverstellbarer Tisch sowie ein ergonomisch geformter Bürostuhl halten die Muskeln und Gelenke locker und beweglich. Der Bildschirmarbeitsplatzbrille sollte der Vorzug vor einer Gleitsichtbrille gegeben werden, um einer Fehlhaltung vorzubeugen. Auf Seite 127 finden Sie Checklisten, die Ihnen helfen, Ihr Wohlbefinden am Arbeitsplatz zu reflektieren. Alltagstaugliche Übungen ermöglichen Ihnen, die Belastungen für Auge und Körper auf ein Minimum zu reduzieren.

Die Folgen immer digitalerer Arbeitsplätze

Besondere Zeiten bringen viele Herausforderungen mit sich und benötigen innovative Lösungen. Gemeint ist hier das Arbeiten im Homeoffice, das sich während der Pandemie besonders etabliert hat. Immer mehr Unternehmen springen auf den Zug auf und stellen auf digitale Arbeitsplätze um, was räumlich verteilte und zeitlich beweglichere betriebliche Strukturen ermöglicht. Die digitale Arbeit sorgt für mehr Flexibilität, steigert die Produktivität und kann durch den Wegfall des Arbeitswegs gut für die Umwelt sein. Die Mittagspause mit der Familie zu verbringen oder schnell mal ein paar Besorgungen zu machen, all das ist während des Homeoffice möglich.

Trotz der vielen Vorteile birgt diese Arbeitsform aber auch Risiken. Viele Mitarbeiter verspüren höheren Leistungsdruck und erbringen mehr Überstunden, was Kraft und Zeit kostet. Das Ausbleiben der sozialen Kontakte durch die Heimarbeit kann auf lange Sicht den kollegialen Zusammenhalt schwächen. Kurze Pausen vom Büroalltag, begleitet von interessanten Gesprächen unter den Kollegen, bleiben auf der Strecke. Die Vereinbarkeit von Beruf und Familienleben bringt weitere Probleme mit sich. Ist die Kinderbetreuung nicht gesichert, wird die Arbeit oft in die Abendstunden oder aufs Wochenende verlegt und die Erholung entfällt. Zudem sorgt die permanente Arbeit vor einem Computer für weitere Herausforderungen: Eine optimale Arbeitsplatzgestaltung muss auch im Homeoffice gegeben sein,

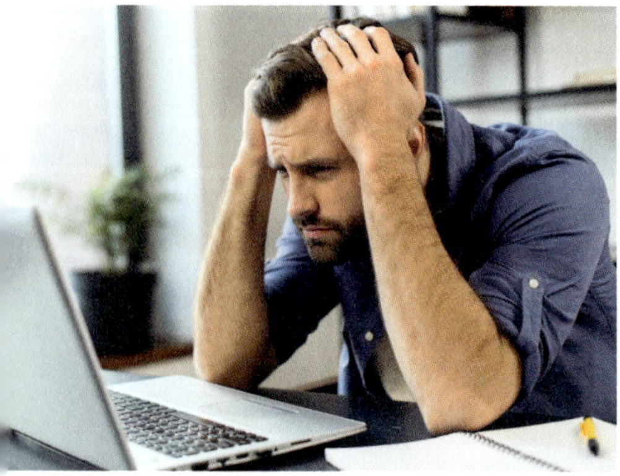

Permanente Bildschirmarbeit sorgt für verschiedene Seh- und Körperbeschwerden, die ernst genommen werden sollten.

damit sich keine gesundheitlichen Einschränkungen einschleichen – sowohl visuell als auch körperlich. Der Größe angepasste Möbel, ein nicht zu kleiner Monitor und eine angemessene Beleuchtung während der Arbeit ermöglichen ein ergonomisches Arbeiten. Regelmäßige Unterbrechung der Tätigkeit wie auch Augenentlastung durch eine Bildschirmbrille können verschiedenen Beschwerden zusätzlich vorbeugen. Trotz der vielen attraktiven Vorteile erfordert Homeoffice definitiv mehr Eigenverantwortung und Selbstdisziplin.

Der Sehsinn in konventionellen Berufen

Momentan scheint es so, als ob die meisten Arbeitsplätze mit der Nutzung von Computern verbunden sind. Das Statistische Bundesamt belegt dies in Zahlen. Dennoch sind die konventionellen Berufe nicht ganz ausgestorben. Die Gemeinsamkeit, die alle Arbeitsgruppen miteinander verbindet, ist zum erheblichen Teil, dass ihre Tätigkeiten die Augen fordern. Ob Bauarbeiter, Verkäufer oder Busfahrer – die dort Tätigen benutzen täglich das komplexeste Sinnessystem des Menschen: den Sehsinn. Jegliches Tun in Laboren, die Arbeit von Fahrzeugmechanikern und -mechatronikern oder die von Goldschmieden – bei allen ist man auf die Genauigkeit, die das visuelle System bietet, angewiesen.

Fällt der Sehsinn aus, der mit 80 Prozent an der Wahrnehmung beteiligt ist, müssen alle anderen Sinne die Arbeit mit übernehmen. Riechen, schmecken, tasten oder hören kommen dann ins Spiel. Bei den meisten Berufen ist es natürlich so jedoch nicht möglich, die Funktion der Augen zu ersetzen. Können Sie sich einen blinden Busfahrer vorstellen, der alle Geräusche gut wahrnehmen kann, aber nichts sieht? Oder einen Bauarbeiter, der alles doppelt sieht, jedoch gut riechen kann? Damit soll verdeutlicht werden, dass unabhängig vom Beruf, ob dieser konventionell ist oder an den Computer gebunden, gutes Sehen eine wichtige Voraussetzung darstellt. Wie Sie ein besseres Verständnis für die Zusammenhänge des Sehens entwickeln und präventiv die Augengesundheit unterstützen können, erfahren Sie in Kapitel 3 ab Seite 63.

Darüber hinaus ist es wichtig zu wissen, dass viele Unternehmen für ihre Mitarbeiter ein sogenanntes Betriebliches Gesundheitsmanagement[5] anbieten, um Erkrankungen vorzubeugen und um die Arbeitszufriedenheit zu erhöhen. Bleibt Sehstress unerkannt, mindert dies die Motivation und die Produktivität und kann auf Dauer zu krankheitsbedingten Fehlzeiten führen. Viele Sehtrainer bieten Firmenschulungen vor Ort oder auch als Online-Programme an, der Fokus wird gesetzt auf ein augenschonendes Verhalten mithilfe alltagstauglicher Augen- und Körperübungen.

Die Augen im Wandel der Zeit

Die Zunahme der Sehbeschwerden und der Kurzsichtigkeit wird dem Anschein nach durch die dauerhafte Verwendung von Bildschirmen, Smartphones und Tablets verstärkt. Nicht nur Erwachsene sind diesen digitalen Medien im beruflichen Kontext regelrecht ausgeliefert. Auch Kinder (insbesondere Jugendliche, aber sogar ebenfalls Kindergartenkinder) greifen reichlich zu den modernen Kommunikationsmitteln. Dadurch nehmen die Sehanforderungen zu, die kindliche Sehentwicklung wird dabei beeinträchtigt und ein Anstieg jeglicher Form von Fehlsichtigkeit wird begünstigt.

Die Welt mit Kinderaugen sehen

Auch wenn für die Allgemeinheit das Sehen selbstverständlich ist, haben alle Menschen ihr Leben mit Einschränkungen begonnen: Denn die volle Sehkraft entfaltet sich erst während der Kindheit. Obwohl es sich nach etwas ganz Natürlichem, geradezu Automatischem anfühlen mag, muss das Sehen tatsächlich erlernt werden, und das dauert sogar mehrere Jahre. Ab dem siebten Lebensjahr ist die Sehfunktion vollständig entwickelt.

Säuglinge können lediglich zwischen Hell und Dunkel unterscheiden, frühestens ab dem dritten Monat werden Farbeinheiten wahrgenommen. In den ersten Wochen fangen die Augen an, sich in verschiedene Richtungen zu bewegen und die Fixation eines Objektes wird nach und nach möglich. Im Laufe der weiteren Monate beginnt das Kind zu krabbeln – dadurch entwickeln sich die visuellen Fähigkeiten, die das Kind bis jetzt gelernt hat, weiter. Während ein Arm und das diagonal gegenüberliegende Bein gleichzeitig bewegt werden, wird das Zusammenspiel beider Gehirnhälften gefördert – das ist enorm wichtig für die Entwicklung des dreidimensionalen Sehens. Für die räumliche Wahrnehmung ist das eine bedeutende Voraussetzung und für das spätere Lesen und Rechnen ebenfalls. Das Verankern der meisten visuellen Fähigkeiten erfolgt über die Integration bestimmter frühkindlicher Reflexe. Es ist eine Reihe von Reflexen, die beim Säugling eine bestimmte Funktion besitzen, die sich aber bis zum Ende des ersten Lebensjahres allmählich abbauen, damit sich eine natürliche Bewegung entwickeln kann. [6] Ist der Prozess bei den Kindern nicht ganz abgeschlossen, zeigen sich visuelle, physische, motorische und mentale Defizite – bis in das Erwachsenenalter hinein. Hat zum Beispiel das Krabbeln in der Kindheit nicht stattgefunden, wird in der Folge oft ein Ungleichgewicht der Augen beobachtet. Im Sehtraining kann dieses mit gezielten Augen- und Körperübungen nachgeholt werden.

Die meisten Sehprobleme bei Kindern werden häufig mit dem Schuleintritt regelrecht sichtbar. Lese-Rechtschreib-Schwäche, unleserliche Schrift, mangelndes Durchhaltevermögen, Ängste, Gleichgewichtsprobleme sowie Haltungsschäden kommen zum Vorschein. Die Welt, in die Kinder hineinwachsen, stellt zudem große Anforderungen an das Sehen im nahen Bereich. Ob Hausaufgaben, stundenlanges Lesen und konzentriertes Rechnen oder, wie zuvor erwähnt, dauerhafte Nutzung digitaler Medien überstrapazieren die Augen auf Dauer. Auch das Homeschooling, wie in der Pandemie sichtbar wurde, lies kaum eine Augenentspannung zu. Durch die permanente Überfokussierung im nahen Bereich werden die Augen einem visuellen Stress ausgesetzt, sodass sie sich insgesamt auf ein verstärktes Nahsehen einstellen. Die Folge: Der Augapfel verlängert sich und die Kurzsichtigkeit beginnt oder verstärkt sich fast automatisch.

2014 haben Forscher im Rahmen der Gutenberg-Gesundheitsstudie[7] einen eindeutigen Zusammenhang zwischen Kurzsichtigkeit und der zunehmenden Naharbeit in der Schule gefunden. Je länger die Schulzeit, desto ausgeprägter die Zunahme der Fehlsichtigkeit. Zudem konnten auch weitere Studien die Auswirkung des Lichts auf die Kurzsichtigkeit nachweisen. Durch das Fehlen des natürlichen, hellen Tageslichts stieg die Fehlsichtigkeit deutlich an[8]. Im Umkehrschluss wird empfohlen, sich täglich mindestens 30 Minuten im Freien aufzuhalten, um Kurzsichtigkeit entgegenzuwirken. Viele Sehübungen, die in Kapitel 3 vorgestellt werden, können spielerisch mit Kindern

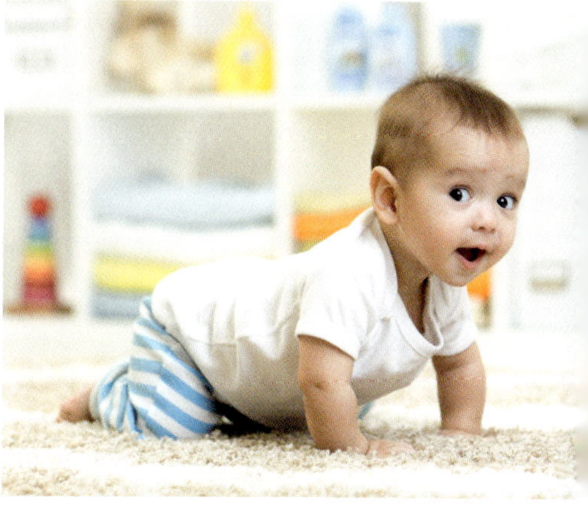

Ein Baby krabbelt zwischen dem siebten und zehnten Monat. Das Sehvermögen reift und entwickelt sich im ersten Lebensjahr gewaltig.

ausgeführt werden. Die Empfehlung geht jedoch dahin, einen erfahrenen Sehtrainer oder Fachmann aufzusuchen, der die Übungen genauer in Hinblick auf die kindliche Sehentwicklung zusammenstellt.

Die Augen leiden unter Haltungsschäden

Die stundenlange Bildschirmarbeit im Büro sowie der intensive Konsum von Smartphone-Inhalten, Tablet oder Notebook haben enorme Auswirkungen auf das gesamte Sehsystem. Das konnten Sie zu Genüge den Seiten zuvor entnehmen. Viele ahnen jedoch nicht, dass Muskelverspannungen im Schulter- und Nackenbereich, im Rücken, in der Hüfte oder sogar in den Füßen ebenfalls Einfluss auf das Sehen haben. Da die Augen über die großen Arterien entlang der Halswirbelsäule versorgt werden, kommt es bei Verspannungen und Verhärtungen zur Einschränkung der Energie- und Blutzufuhr und folglich zu einer Unterversorgung der Sinnesorgane.

Umgekehrt limitiert das permanente Starren die natürliche Augenbewegung und verursacht Verspannungen über die Augenmuskulatur hinaus. Sehprobleme und Beschwerden des Bewegungsapparats gehen also Hand in Hand. Blickt man auf die Anfänge der Sehentwicklung zurück, so wird ersichtlich, dass die Koordination von Augen und Nacken das Erste ist, was der Mensch erlernt. Zuerst bewegt das Baby den Kopf, bevor es später in der Bauchlage dank der Stabilität der Nackenmuskulatur Objekte mit den Augen verfolgen kann. Die weitere Entwicklung der Sehschärfe erfolgt über Greifen, Krabbeln oder Laufen. Auch eine gute Augen-Hand-Koordination ist eine Grundvoraussetzung für viele Tätigkeiten und wird während der Bewegungsentwicklung geübt. Über das Rennen, Springen, Klettern oder Schaukeln werden die Augen mit anderen Sinnen verknüpft. Das wichtige Zusammenspiel von Augen und Körper verdeutlicht, wie signifikant die Bewegung für optimales Sehen ist.

Konzentriertes Blicken auf einen Bildschirm, Bewegungsmangel sowie langes Sitzen beeinflussen die Muskulatur im ganzen Körper bis hin zur Atemmuskulatur. Haben Sie auch schon beobachtet, wie flach Sie atmen und wie angespannt Ihr Bauch ist, wenn Sie sich auf etwas konzentrieren? Durch die verminderte Atmung werden Organe und Muskeln mit weniger Sauerstoff versorgt, was wiederum viele Augenprobleme nach sich zieht. Ein ständiger Kreislauf, der mit ganzheitlichem Sehtraining unterbrochen werden kann. Hier wird zuerst die Körpermuskulatur gelockert, bevor die Augen direkt mit Übungen angesprochen werden. Dabei stehen leichtes Dehnen und Lockerung in Kombination mit einer gleichmäßigen Atmung im Vordergrund. Auf Seite 75 erfahren Sie mehr über die Vielfalt der hilfreichen Maßnahmen. Probieren Sie unbedingt die Pilotenübung auf Seite 87 aus.

Der »Smartphone-Nacken«

Digital und immer erreichbar: Smartphones ermöglichen es, von überall auf die digitale Welt zuzugreifen, was sich in manchen Situationen als hilfreich erweisen kann. E-Mails von unterwegs beantworten, die Adresse eines Friseurs schnell herausfinden, den Einkauf bezahlen oder eine Nachricht an eine Freundin versenden – das digitale Medium kommt auch im Sport zum Einsatz, wird als Schrittzähler benutzt oder zum Anschauen und Aufnehmen von Videos verwendet. So viele Möglichkeiten, die es in dieser Form vor gar nicht so langer Zeit noch nicht gab. Leider wohnt den neuen Medien ein Suchtpotenzial inne, die permanente Nutzung eines Smartphones führt zu einer gewissen Abhängigkeit. Das Leben ohne dieses Kommunikationsmittel wird unvorstellbar – der gesunde Umgang muss dann erst erlernt werden, sowohl was visuelle wie körperliche Verhaltensweisen anbelangt.

Oft findet der Blick zum Display in einer gebeugten Haltung statt, und zwar über Stunden. Der menschliche Körper wird durch diese Bedingungen nachhaltig beeinflusst, denn der Kopf wird wie ein schweres Gewicht nach unten gezogen. Ein sogenannter Smartphone-Nacken entsteht. Dabei ist vielen nicht bewusst, welches Gewicht in diesem Moment auf das Genick wirkt und welche Folgen das nach sich zieht. Bei 15 Grad Kopfneigung sind es rund 12 Kilogramm und bei 60 Grad bereits mehr als doppelt so viel. Die Halswirbel müssen dies ausgleichen. Die Bänder sind in dieser Haltung permanent gedehnt, die Muskulatur ist angespannt und die Blutzufuhr blockiert. Dies kann dazu führen, dass wegen der Muskelverhärtung ständig

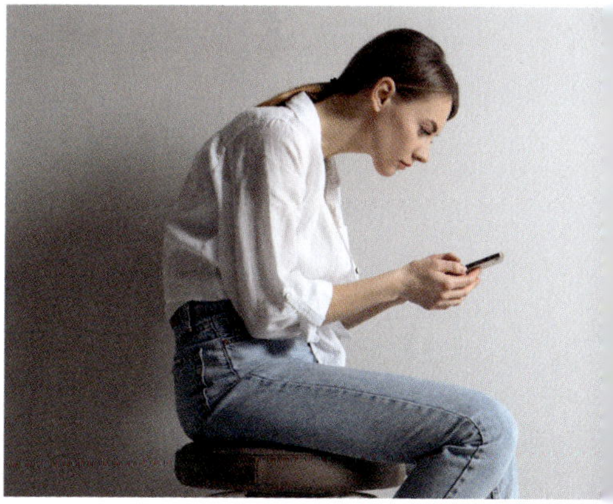

Die vorgebeugte Kopfhaltung, die die meisten Menschen beim Bedienen ihres Smartphones einnehmen, kann zu Beschwerden im Nacken und schließlich auch der Augen führen.

eine Schonhaltung eingenommen wird. Beschwerden im Schulter-Nacken-Bereich oder Kopfschmerzen sind mögliche Folgeerscheinungen. Außerdem sind dauerhafte Haltungsschäden praktisch vorprogrammiert.

Wichtig ist es also, vor allem die Nutzungsdauer der digitalen Geräte auf ein Minimum zu reduzieren und für einen gesunden Ausgleich zu sorgen.

Die Augen im Dauerstress

Das vegetative Nervensystem steuert viele der wichtigsten Körperfunktionen. Neben Atmung, Verdauung, Stoffwechsel und Blutdruck ist auch das Sehen an dieses gekoppelt. Die Beweglichkeit der äußeren Augenmuskeln, die Anpassung der Augenlinse an verschiedene Entfernungen, die Pupillengröße sowie die Sekretion der Tränendrüse werden vom vegetativen Nervensystem beeinflusst.

Der *Sympathikus* – ein aktivierendes System – und der *Parasympathikus* – ein hemmendes System – bilden das vegetative Nervensystem. Die beiden sind wie zwei Gegenspieler, die sich in ihren Aufgaben voneinander unterscheiden. Gemeinsam sorgen sie aber für einen harmonischen Ausgleich im Körper. Der aktive Sympathikus ist dafür verantwortlich, den Menschen auf stressige Situationen vorzubereiten. Er lässt den Puls steigen, weitet die Pupillen und stellt die Augen auf die Fernsicht ein. Gleichzeitig verlangsamt er die Verdauung und den Harndrang. Der kraftschöpfende Parasympathikus lässt dagegen den Körper zur Ruhe kommen, regt die Tränenproduktion an und ist für das entspannte Sehen im nahen Bereich zuständig. Erst ein harmonisches Wechselspiel zwischen den beiden Wirkmechanismen schafft die Voraussetzung für eine optimale Gesundheit.

Stundenlange Computerarbeit, pausenloses Lesen oder permanente Nutzung der digitalen Medien versetzen den Körper beziehungsweise die Augen in einen Stresszustand – man befindet sich gewissermaßen in einem falschen Modus. Die Pupille neigt dazu, sich zu weiten, dies beeinträchtigt die Tiefenschärfe. Der Ziliarmuskel, der bei Stress entspannt ist, hemmt die Fähigkeit, in der Nähe scharf zu sehen, und die fehlenden Blickbewegungen sorgen für rote, trockene und müde Augen. Durch die Freisetzung von Stresshormonen werden zusätzlich Wachstumshormone ausgeschüttet, was das Risiko für eine Augapfelverlängerung erhöht. Die Zunahme von Kurzsichtigkeit kann hier kaum aufgehalten werden.

Der Druck lässt heute aber selbst im Privatleben der Menschen nicht nach. Terminfülle, Zeitmangel, fehlende Erholung, aber auch zu hohe Ansprüche an sich selbst, an den Partner oder an die Kinder können den Stresspegel erhöhen. Etliche Symptome einer Überbelastung machen sich visuell bemerkbar: Das Wahrnehmen von Farbveränderungen, unscharfes, trübes Sehen, Schwierigkeiten beim Lesen, graue Flecken im Gesichtsfeld, leichtes Flimmern in den Augen und Zucken der Augenlider treten etwa auf.

Pausen vom Alltag können eine wohltuende Abwechslung in Ihrem Leben sein. Schulen Sie Ihre Wahrnehmung, gehen Sie achtsam mit Ihren Augen und mit dem Körper um. Wie Sie den visuellen Stress abbauen und die natürliche Balance zwischen Anspannung und Entspannung wiederherstellen können, erlernen Sie im Praxisteil in Kapitel 3 ab Seite 75.

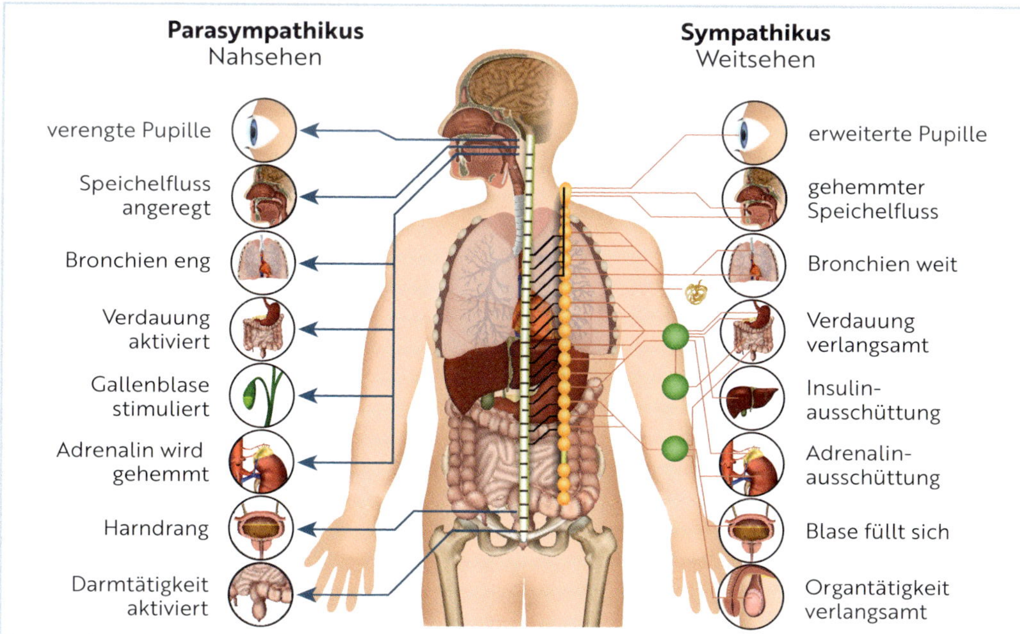

Das vegetative Nervensystem besteht aus einem sympathischen und einem parasympathischen Anteil, die für die An- beziehungsweise Entspannung zuständig sind.

Die große digitale Welt

Heute verbringen viele Jugendliche und Erwachsene einen Großteil ihrer Freizeit vor digitalen Endgeräten. Gemeint ist hier nicht nur das beliebte Smartphone: Kurz einen E-Book-Reader im Bett lesen, sich zwischendurch zu einem Computerspiel mit Freunden verabreden, in der Bahn E-Mails auf dem Tablet beantworten oder endloses Fernsehschauen am Abend, Derartiges begleitet das Leben der meisten heute. Schnell kommt die Frage auf: Verdirbt man sich tatsächlich die Augen damit?

Ein langer TV-Marathon kann die Augen auf Dauer ermüden, da die Augenmuskeln kaum Gelegenheit zur Entspannung haben. Ist eine geringe Umgebungshelligkeit vorhanden, weiten sich die Pupillen und die Augen gleichen die Schärfeeinstellung muskulär aus, was zu einer zusätzlichen Anstrengung führt. Die Trockenheit der Augen nimmt durch das verminderte Blinzeln weiter zu. Wenn all die Symptome schon während der Bildschirmarbeit auftreten, können sie durch einen längeren Monitorkonsum jeglicher Art verstärkt werden. Was können Sie nun tun, um Augenbeschwerden hier vorzubeugen? Platzieren Sie zuerst Ihren Fernsehapparat in einem Abstand, der fünfmal so groß ist, wie die Bildschirmdiagonale misst. Sorgen Sie für eine angenehme Raumbeleuchtung und nutzen Sie die Werbung, um Ihren Augen ebenfalls eine Pause zu gönnen.

Zum Gebrauch einer Spielekonsole machen sich die meisten Eltern vordergründig Sorgen, welche Inhalte ihre Kinder konsumieren. Doch nicht nur diesen und dem Spielverhalten sollte Aufmerksamkeit gezollt werden, auch den übermäßigen Spielekonsum gilt es, unter die Lupe zu nehmen. Denn dieser kann sich auf das visuelle System auswirken. Ein zeitliches Begrenzen und Unterbrechen der Spiele entspannt neben dem Gehirn auch die Augen. Der Körper ist ebenfalls dafür dankbar.

Und wie verhält es sich mit dem Lesen auf dem elektronischen »Papier«? Die Vorteile des Geräts liegen auf der Hand: E-Book-Reader bieten ein großes Angebot an Lesestoff an, haben ein geringes Gewicht und eine einfache Bedienung. Die richtige Handhabung mit diesem Medium sollte aber nicht außer Acht gelassen werden. Als Erstes wird die Anpassung der Umgebungshelligkeit vorgenommen. Es wird empfohlen, bei Tageslicht zu lesen, auch wenn die Geräte mit einer integrierten Beleuchtung ausgestattet sind. Eine zusätzliche Lichtquelle wird auf dem Nachttisch gebraucht, wenn Sie abends im Bett digital lesen.

Haben Sie für die passende Beleuchtung gesorgt, können Sie im Anschluss die Textgröße passend einstellen, damit die Augen nicht zu schnell ermüden. Obwohl ein E-Book-Reader dank der speziellen Technologie flimmerfrei ist, kann das Lesen die Augen erschöpfen, ist man dabei ja ständig konzentriert. Jetzt denken Sie vielleicht: Die Anstrengung bemerkt man auch bei einem herkömmlichen Buch. Das stimmt, doch hierbei wirken weniger Faktoren auf die Augen. Fakt ist, dass neben einer optimalen Beleuchtung genügend Abstand zum Text, gewisse technische Einstellungen sowie Pausen dringend erforderlich sind, um augenschonend mit den digitalen Geräten umzugehen.

Augen auf im Straßenverkehr

Das Auge ist zweifellos ein Weltmeister darin, sich an verschiedene Entfernungen, Lichtverhältnisse und Situationen anzupassen. Besonders während des Autofahrens ist optimales Sehen erforderlich, um sich sicher von A nach B bewegen zu können. Höchstwahrscheinlich haben Sie schon mal einen Führerscheinsehtest beim Optiker gemacht. Beim Blick in ein Gerät mussten Sie bei kreisförmigen Objekten feststellen, in welche Richtung diese Öffnungen zeigen. So wurde die Sehschärfe ermittelt. Für die Fahrerlaubnis muss diese einen gewissen Wert erreichen, sonst erhalten Sie sie nicht.

Doch reicht ein einmaliges Bestimmen der Sehschärfe tatsächlich aus? Kann so wirklich überprüft werden, ob man in unterschiedlichen Verkehrssituationen sicher unterwegs ist? Nun stellen Sie sich vor, Sie fahren in Ihrem Auto: Ihr Blick ist geradeaus in die Ferne gerichtet und Sie konzentrieren sich auf die Verkehrsschilder. Plötzlich rollt ein Ball von der Seite auf die Straße und ein Kind rennt hinterher. Was meinen Sie, wie schnell müssen Sie reagieren, damit es zu keinem Unfall kommt? Haben Sie einige Sekunden Zeit? Tatsächlich müssen Sie in einem Sekundenbruchteil handeln! Es ist also nicht nur eine optimale Sehschärfe entscheidend für eine gute Orientierung im Straßenverkehr, sondern es kommt auf eine Vielzahl weiterer Sehfunktionen an.

Die Beweglichkeit der Augen und des Kopfes sind beim Autofahrer grundlegend wichtig, um sich augenblicklich einen guten Überblick verschaffen und rasch auf Verkehrssituationen reagieren zu können. Die Einstellung auf verschiedene Entfernungen erfolgt über die Augenlinse und ermöglicht frühzeitig, die Verkehrsschilder zu erkennen. Das richtige Einschätzen von Geschwindigkeiten ist eine weitere wichtige Voraussetzung, um sich sicher mit dem Auto zu bewegen. Auch das periphere Sehen darf nicht außer Acht gelassen werden, da es zuständig ist, dass wir das Geschehen um uns herum registrieren. Viele Autos besitzen eine sogenannte Toter-Winkel-Assistenz, um das Gesichtsfeld der Verkehrsteilnehmer zu unterstützen. Wer diese Art der technischen Unterstützung nicht hat, muss den Schulterblick machen.

Und wie sieht es mit dem Unterwegssein in der Dunkelheit aus? Die Orientierung sowie Reaktionsschnelle nehmen ab, entgegenkommende Autos sorgen für eine Blendung, vor allem, wenn sie Xenonlichter haben. Verantwortlich dafür ist vor allem die abnehmende Sehschärfe in der Dunkelheit. Die Farbrezeptoren, die tagsüber bei Licht für das scharfe Sehen zuständig sind, befinden sich in der Makula, die nur einen sehr kleinen Teil von etwa 0,01 Prozent der Netzhaut ausmacht. Das Dämmerungssehen findet aber außerhalb der zentralen Stelle in den äußeren Netzhautschichten statt, die die Wahrnehmung von Grautönen vermitteln. Das erklärt, wieso der Einschränkung des Sehens in der Dunkelheit fast nichts entgegengesetzt werden kann. Kommt eine, oft altersbedingte, Trübung der Augenlinse hinzu, wird es nicht unbedingt einfacher. Das verminderte Kontrastsehen und die Blendempfindlichkeit machen sich in diesem Fall nachts deutlich bemerkbar, auch wenn tagsüber noch 100 Prozent Sehvermögen vorliegt.

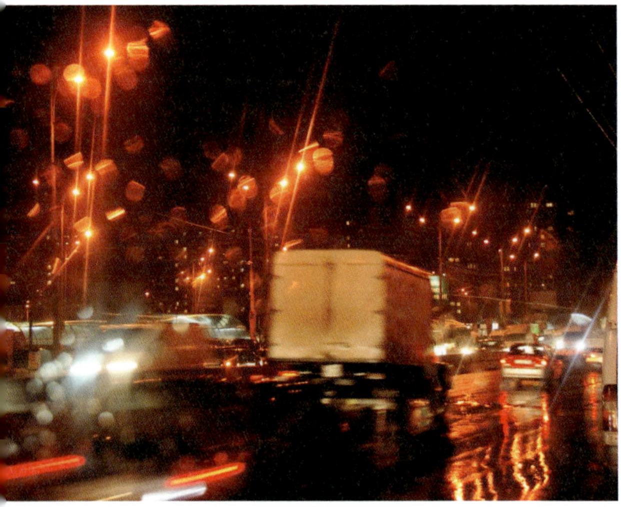

Bei schlechten Lichtverhältnissen, Nässe und Reflektionen kann die Autofahrt schon mal zur Farce werden.

Vielleicht können Sie nachvollziehen, dass eine Brille allein nicht alle Sehfunktionen, die für das sichere Autofahren benötigt werden, bedienen kann. Durchsucht man das Internet nach Studien, so stößt man schnell auf Statistiken, die belegen, dass die meisten Autounfälle durch schlechtes Sehvermögen verursacht wurden. Der Berufsverband der Augenärzte[9] geht von rund 300 000 Unfällen pro Jahr aus. Leider erfolgt die Überprüfung der Sehfähigkeit bei einem Führerscheinsehtest für einen PKW oder ein Motorrad ein einziges Mal und wird in späteren Jahren nicht nochmals durchgeführt. Dagegen wird bei Lastwagenfahrern und Fahrern der Personenbeförderung – wie Taxi und Bus – der Sehtest alle fünf Jahre angesetzt – aus gutem Grund. Denn Fakt ist: Grundvoraussetzung für eine gute Orientierung im Straßenverkehr sind bewegliche Augen und eine Flexibilität des Körpers, um andere Verkehrsobjekte ausreichend schnell wahrnehmen zu können. Neben einer guten Sehschärfe, die gegebenenfalls durch eine Brille optimiert werden kann, ist das periphere Sehen ein wichtiger Faktor.

AUF EINEN BLICK

Sicher mobil unterwegs

- **Bewegen Sie sich regelmäßig:** Kurze Gymnastikübungen sind hilfreich, um körperlich fit zu bleiben.
- **Führen Sie öfter Sehübungen aus:** Um das Sehvermögen lange zu behalten, empfiehlt es sich, immer wieder Übungen durchzuführen wie etwa leichtes Augenrollen. Den Blick aus der Nähe öfter in die Ferne zu verlagern, begünstigt die Flexibilität der Augenlinse.
- **Lassen Sie Ihre Augen regelmäßig testen und untersuchen:** Eine Untersuchung der Sehstärke sollte mindestens alle zwei Jahre erfolgen. Für das frühzeitige Erkennen von Augenerkrankungen ist der Besuch beim Augenarzt wichtig - ohne Vorbelastung wird hier ebenfalls ein zweijähriger Rhythmus empfohlen.
- **Vermeiden Sie kritische Situationen:** Bei erhöhter Blendempfindlichkeit, wie zum Beispiel bei Regen, das Auto stehen lassen und alternative Verkehrsmittel nutzen.
- **Spiegelungen tagsüber meiden:** Eine Sonnenbrille bietet optimalen Schutz vor Sonne und Reflexionen.
- **Machen Sie einen Fitness-Check:** TÜV oder ADAC bieten Tests an, die Reaktion und Konzentration überprüfen. Auch einen praktischen Fahrcheck kann man dort durchführen.

Erholsame Nachtruhe

Dass Schlaf und Regeneration grundlegend wichtig für die Gesundheit sind, ist heute kein Geheimnis mehr. Gesunder Schlaf ist erforderlich, um das Immunsystem fit zu halten und somit gesundheitliche Risiken zu minimieren. Doch nicht nur der Organismus leidet unter Schlafmangel: Sich die Nächte um die Ohren zu schlagen, kann zudem Auswirkungen auf das Sehen haben.

In erster Linie wirkt sich ein Schlafmangel auf die Augenmuskulatur aus. So kann die Müdigkeit während des Tages verstärkt für das Zufallen der Augenlider sorgen, es fällt sehr schwer, Objekte scharf zu sehen. Eine eingeschränkte Sicht bei Dunkelheit, Doppelbilder und eine verringerte Leistungsfähigkeit treten ebenfalls oft auf und beeinträchtigen den Alltag. Auch die Lichtempfindlichkeit der Augen kann durch Stress und Schlafmangel verstärkt werden. Eine erholsame Nachtruhe sorgt dagegen eindeutig für mehr Energie am Tag. Bei der genaueren Beschäftigung mit dem Themenfeld stellt sich schnell die Frage, wie man die Schlafqualität positiv beeinflussen könnte.

Tatsächlich haben die Lichtverhältnisse enorme Auswirkungen auf den Schlaf und die Gesundheit. Tagsüber aktiviert das Licht den Körper, es erhöht die Herzschlagfrequenz, sorgt für einen optimalen Stoffwechsel und wirkt positiv auf das Gemüt. Nachts kann sich dagegen der gesamte Organismus erholen, denn durch den Lichtmangel produziert die Zirbeldrüse im Gehirn kein Serotonin, das als »Wachmacher-Hormon« gilt. Ist der Körper aber dauerhaft zu lang dem Licht ausgesetzt, so bleibt das Herz nach wie vor überaktiv. Es sorgt für Stress, wenn Regenerationsmöglichkeiten fehlen, und es erhöht das Diabetesrisiko – so berichten Forscher der Northwestern University in Illinois, Chicago, in einer Studie aus dem März 2022.[10]

Der Schlaf-Wach-Rhythmus wird von vielen Hormonen gesteuert.[11] Das Licht sorgt für die Ausschüttung von Serotonin, das es erschwert, Nachtruhe zu finden. Um besser einzuschlafen, wird das Hormon Melatonin benötigt, das schlaffördernde Eigenschaften hat. Die Lösung liegt fast auf der Hand – dunkeln Sie Ihr Schlafzimmer in der Nacht ab und schalten Sie jegliche störenden Lichtquellen aus. Ihr Körper und Ihre Augen werden es Ihnen danken. Ist das nicht möglich, so verwenden Sie zumindest eine schwarze Augenmaske, die auch bei Helligkeit für angenehme Dunkelheit sorgt.

Damit sich Ihr Körper abends gut auf den bevorstehenden Schlaf vorbereiten kann, sollten weitere Punkte beachtet werden: Reduzieren Sie Ihren Kaffeekonsum am Abend genauso wie die Nutzungsdauer digitaler Geräte. Denn das blaue Licht, das von Bildschirmen ausgestrahlt wird, signalisiert dem Gehirn, dass es Tag sei und somit Aufmerksamkeit benötigt würde. Ein gemütlicher Spaziergang an der frischen Luft, eine leichte Mahlzeit und eine angenehme Raumtemperatur von 16 bis 18 Grad im Schlafzimmer können die Erholung in der Nacht verstärken. Achten Sie ebenfalls auf Ihren persönlichen Tag-Nacht-Rhythmus und gehen Sie stets zur gleichen Zeit ins Bett. Die ideale Schlafdauer eines erwachsenen Menschen beträgt etwa sechs bis acht Stunden. Fakt ist, ein optimales Sehen funktioniert nur mit entspannten Augen – und ein gesunder Schlaf kann enorm viel dazu beitragen.

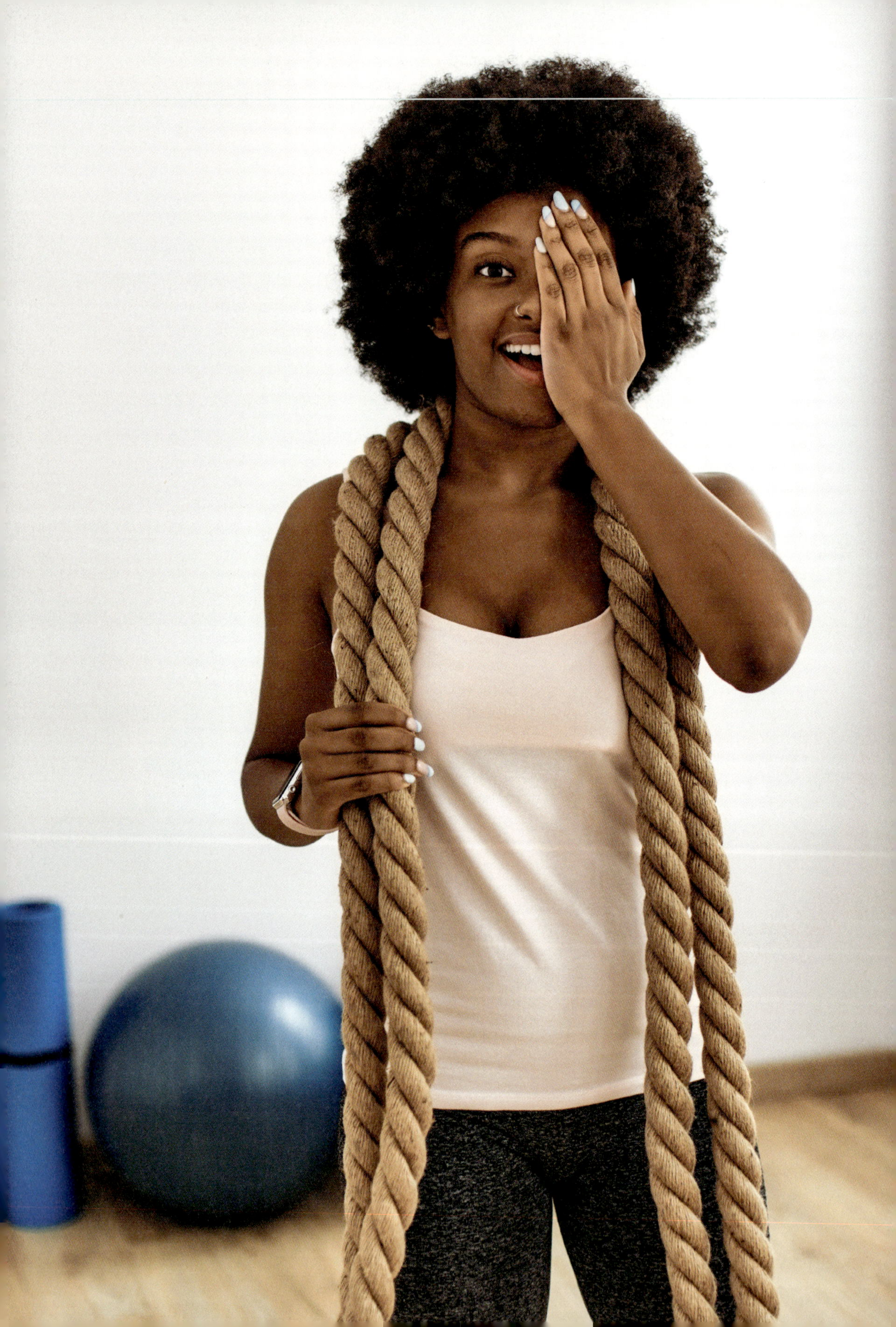

3

MIT SEHTRAINING DIE AUGEN FIT HALTEN

»Es ist nicht genug zu wissen – man muss auch anwenden. Es ist nicht genug zu wollen – man muss auch tun«, das hat schon Johann Wolfgang von Goethe im vorletzten Jahrhundert erkannt. Im Fall des Sehtrainings funktioniert das am besten, indem man sich die Übungen so zur Gewohnheit macht, dass sie zur täglichen Routine werden. Immer wieder sind im Buch für Sie QR-Codes eingefügt, damit Sie sich das Erklärte online auch als Video ansehen können – zum besseren Verständnis oder zur Vertiefung.

Im Vorfeld des Trainings sollten Sie mit Augentests allerdings erst die Sehfähigkeit überprüfen, um sich passende Sehoptimierungsprogramme zusammenstellen zu können.

Augentraining versus Sehtraining

Wenn das Thema Augentraining im Raum steht, gehen viele davon aus, dass die Augenmuskeln – genauso wie die Körpermuskeln – ein aufwendiges Training benötigen. Dabei ist vielen nicht bekannt, dass die Körpermuskeln hundertfach stärker als die Augenmuskeln sind und diese meist eine Lockerung anstatt einer Kräftigung benötigen. Wenn man die Situation der Augen heute genauer betrachtet, wird klar, was damit gemeint ist. Beim Sehen wird zunehmend auf kürzere Entfernung auf etwas geschaut, um nicht zu sagen: Es gibt hier ein permanentes Starren. Zudem finden sich Zunahmen von Augenerkrankungen und der Trockenheit der Augen. Der übermäßige PC-Konsum schließlich stellt nicht nur eine Überbelastung für die Augen, sondern auch für den Körper dar, denn zu wenig Bewegung, eine ungesunde Haltung und blaues/künstliches Licht sind für den gesamten Organismus schädlich. Die Menschen verspannen, die Muskulatur verhärtet sich also. Entsprechend sind Entspannung und Lockerung entscheidend und wichtig, um ein neues Sehgefühl zu erleben. Deshalb werden in diesem Kapitel nicht nur Augenübungen, sondern auch Werkzeuge und Maßnahmen vorgestellt, die über das eigentliche Augentraining hinausgehen. Ziel ist es, das Sehverhalten nachhaltig zu verändern und neue Sehgewohnheiten zu integrieren.

Es geht auf den folgenden Seiten nicht primär darum, die Brillenstärke schnell wegzutrainieren, auch wenn der Effekt nicht ganz ausgeschlossen ist. Ein Verständnis für die Zusammenhänge des Sehens, um die Sehqualität zu verbessern, gekoppelt mit erprobten Methoden bildet die Grundlage für das ganzheitliche Sehtraining. Neben der Verbesserung der Flexibilität der Augenmuskeln und des Sehvermögens, Reduzierung der Lichtempfindlichkeit und Steigerung der Tränenproduktion wird die Abhängigkeit von der Brille gemindert. Bessere Konzentration sowie Reduktion der Kopfschmerzen haben sich als angenehme Nebeneffekte des Sehtrainings erwiesen.

Wie man die Augen »trainiert«

In erster Linie geht es darum, sich schlechter Sehgewohnheiten bewusst zu werden, um die Belastungen für das Auge und den Körper auf ein Minimum zu reduzieren. Spannung in den Augen aufbauen, die Augen zusammenzukneifen, um vermeintlich besser zu schauen, sind Geschichte. Das neue Ziel lautet: lernen, entspannt und mühelos zu sehen.

Neue Sehgewohnheiten entwickeln

Schärfen Sie zuerst ihre Aufmerksamkeit und finden Sie heraus, wo Ihre Schwierigkeiten beim Sehen liegen und wie sich Ihr Körper anfühlt. Reflektieren Sie zudem die Arbeitsplatzgestaltung genauso wie ihre Freizeitaktivitäten. Benutzen Sie gern die Vorlage auf Seite 71 dazu, um alles detailliert reflektieren zu können. Führen Sie auf jeden Fall die Augentests durch, um die auf Ihre Bedürfnisse angepasste Sehübungen und Maßnahmen zu bestimmen.

Liegt Ihnen die Prävention am Herzen, so empfiehlt es sich, verschiedene Gelegenheiten im Tagesablauf dazu zu nutzen, die Gesundheit der Augen zu unterstützen. Ob in Warteschlangen an der Kasse, beim Zähneputzen, während der Busfahrt oder beim Spazierengehen, überall können die Zeitlücken für bewusstes Sehen genutzt werden. Halten Sie dabei Ihre Augen beweglich, konzentrieren Sie sich auf die Atmung und genießen die Farben, die überall sichtbar sind. In allen möglichen Momenten des Alltags lassen sich ganz einfach und bewusst hilfreiche Maßnahmen einbauen, für nahezu jede Situation gibt es die passende Übung!

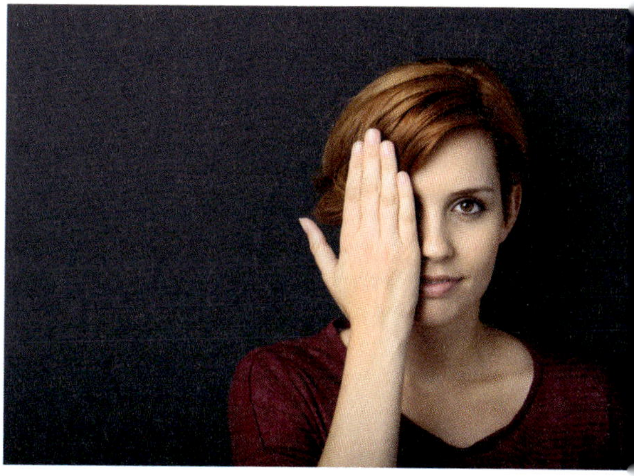

Bei unterschiedlichen Sehstärken wird ein Auge sanft mit der Handfläche abgedeckt, um die Augen einzeln zu trainieren.

TIPP: Nutzen Sie Zeitlücken im Alltag für das Sehtraining

Direkt nach dem Aufwachen: Recken und strecken Sie sich noch im Liegen. Wandern Sie anschließend mit Ihren Augen an der Decke entlang und blinzeln Sie behutsam, und das, bevor Sie nach Ihrer Brille greifen.

Im Badezimmer: Gönnen Sie Ihren Augen Wechselbäder. Fangen Sie mit dem kalten Wasser an, Ihr Gesicht zu waschen, und wechseln Sie ein paarmal zwischen warmem und kaltem Wasser ab; enden Sie mit dem warmen Wasser. Das wirkt nicht nur erfrischend, sondern regt vor allem die Durchblutung an.

Beim Zähneputzen: Richten Sie den Blick in die Ferne. Schauen Sie mit einem weichen Blick, wenn möglich, aus dem Fenster.

Beim Frühstück: Legen Sie am Tisch ruhig Ihre Sehhilfe beiseite und spüren Sie in die Augen hinein. Gleiten Sie mit Ihren Augen an Objekten und Gegenständen in verschiedenen Entfernungen entlang und fühlen Sie, wie es Ihren Augen in diesem Moment geht.

Während der Autofahrt: Sie können auch mit Ihrer Brille die Wahrnehmung schulen. Achten Sie beim geradeaus gerichteten Blick auf die Bäume oder die Umgebung im Randbereich. Und an der roten Ampel oder im Stau können Sie bewusst und tief durchatmen und die Augen genüsslich rollen lassen.

Auch auf der Toilette: Nutzen Sie den Moment des Nichtstuns, um die Augen zu bewegen oder sie kurz zu schließen.

Beim Einkaufen: Suchen Sie am besten die längste Warteschlange an der Kasse aus. Dort lässt sich hervorragend mit dem Blick von Kopf zu Kopf der vor Ihnen wartenden Menschen wandern und tief durchatmen.

Beim Fernsehen: Ärgern Sie sich nicht über die ständigen Werbepausen, sondern nutzen Sie diese lieber sinnvoll. Schließen Sie Ihre Augen, lassen Sie den Tag Revue passieren und picken Sie die allerschönsten Momente heraus.

Bevor Sie zu Bett gehen: Ein gemütlicher abendlicher Spaziergang kurz vor dem Schlafen ist ideal, auch in der Dunkelheit. So tanken Ihre Augen Erholung und Kraft für den nächsten Tag.

Arbeiten Sie öfter am Computer, so ist es wichtig, die Arbeit alle 60 Minuten für 60 Sekunden zu unterbrechen, um die Augen zu entspannen und den Blick in die Ferne zu verlagern. Auf Seite 120 erhalten Sie diesbezüglich weitere nützliche Tipps. Besteht Ihr Ziel darin, eine intensivere Sehqualität zu erreichen, so planen Sie dreimal täglich spezifische Übungen nach den zuvor ausgeführten Tests ein. Eine gute Alternative stellt es dar, sich zehn Minuten am Tag für eine Übungseinheit zu reservieren und sich ergänzend augenfreundlich zu ernähren. Gehen Sie mit Ihren Augen achtsam um und haben Sie Freude am Sehen.

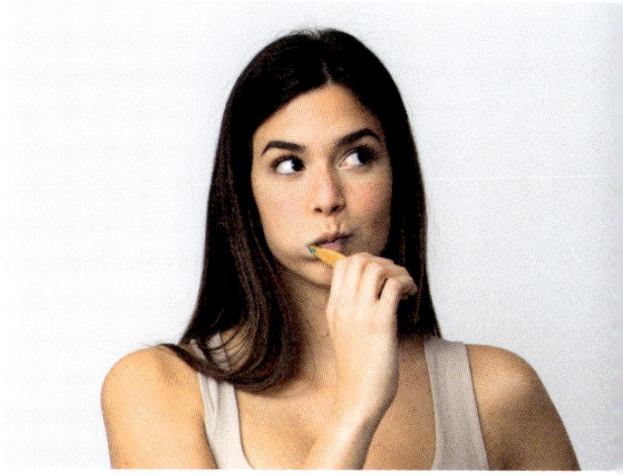

Sehtraining lässt sich ganz simpel in den Alltag einbauen, zum Beispiel kann es beim Zähneputzen durchgeführt werden.

Wann ist eine Übungsbrille sinnvoll?

Viele Optiker und Sehtrainer raten zu einer sogenannten Übungsbrille. Doch worum genau handelt es sich dabei und wann ergibt es überhaupt Sinn, sich diese beim Optiker anfertigen zu lassen? Eine Übungsbrille wird mit einer zuvor vermessenen geringeren Sehstärke versehen. Dann wird sie unterstützend zu einer Sehhilfe und bei verschiedenen Augenübungen eingesetzt. Eins muss jedoch beachtet werden: Diese Brille eignet sich nicht zum Autofahren, sondern dient einzig und allein Übungszwecken.

Welche Stärke diese Brille haben sollte, hängt von vielen Faktoren ab. Wenn Sie kurzsichtig sind und eine Arbeitsplatzbrille für den Computer besitzen, so haben Sie schon ein unterkorrigierendes Hilfsmittel. Die PC-Brille wird oft um ein bis zwei Dioptrien abgeschwächt. Wenn Sie dadurch in die Ferne schauen, merken Sie womöglich, dass das Sehen nicht gestochen scharf ist, jedoch Konturen erkennbar sind. Diese Brille könnten Sie bereits unterstützend für das Sehtraining einbinden. Bedenken Sie dabei, dass die Augen sich immer entspannt anfühlen sollen. Sobald Sie merken, dass Sie sich anspannen und versuchen, durch die schwächere Brille alles schärfer zu erkennen, laufen Sie Gefahr, die Augen zu überanstrengen. Ähnlich verhält sich das mit einer älteren Sehhilfe. Vielleicht haben Sie noch eine zu Hause. Probieren Sie diese aus und beobachten Sie, wie sich Ihre Augen dabei anfühlen.

Um einen Trainingseffekt in den Augen zu verstärken, ist es vorteilhaft, Brillen öfter am Tag herunterzunehmen. Machen Sie tagsüber kurze Pausen, setzen Sie sich entspannt hin, atmen Sie tief durch und betrachten Sie die verschwommene Welt, ohne die Sehschärfe zu justieren. Nach ein paar tiefen Atemzügen können Sie Ihre Brille wie gewohnt aufsetzen und eventuell ein neues Sehgefühl erleben. Unterstützen Sie diesen Prozess mit weiteren Übungen, so können Sie gezielt die Sehverbesserung ansteuern.

Tragen Sie eine Lesehilfe und möchten das Sehen im nahen Bereich verbessern, so achten Sie vor allem auf eine optimale Lichtquelle. Diese kann eine entsprechende Lampe in Ihrem Arbeitszimmer sein oder Sie nutzen die Sonnenstrahlen im Garten. Versuchen Sie zuerst einen Text bei ausreichender Beleuchtung ohne Brille zu lesen. Sobald Sie merken, dass das Sehen immer anstrengender wird, nehmen Sie ein paar tiefe Atemzüge und schließen Sie währenddessen die Augen, bevor Sie im Nachgang das Lesen fortsetzen. Bei einer weiterhin vorhandenen Anspannung sollte dann die Lesebrille aufgesetzt werden. Wenn Sie weitere unterstützende Maßnahmen – sprich Sehübungen – einsetzen, werden Sie feststellen, dass Sie im Alltag öfter Gebrauch von einer schwächeren Brille machen können.

Die nachfolgenden Augentests helfen Ihnen, den aktuellen Sehstatus zu überprüfen. Messen Sie dann Ihre Augen beim Optiker nach und lassen Sie sich eine neue (Übungs-)Brille anfertigen. Schwächen Sie Ihre Brille nicht in Eigenregie ab! Das Sehen ist ein komplexer Vorgang, das werden Sie mit den nachfolgenden Übungen deutlich merken.

Augentests für zu Hause

Bevor Sie mit dem Training beginnen, ist es sinnvoll, ein paar Tests durchzuführen, damit Sie Ihre Sehqualität und Defizite besser bestimmen und anschließend passendere Maßnahmen ergreifen können. Dafür müssen Sie jedoch nicht unbedingt einen Optiker oder einen Augenarzt aufsuchen. Nachfolgend finden Sie eine Reihe verschiedener Augentests, mit denen Sie Ihre Sehfähigkeit überprüfen und den visuellen Stress erkennen können, um im Nachgang entsprechende Lockerungs- oder Sehübungen auszuwählen, die ab Seite 75 zusammengestellt sind.

Das Führungsauge bestimmen

Um optimal sehen zu können, brauchen wir zwei Augen. Ein Objekt wird mit einem Auge erfasst, dann kommt das zweite Auge dazu, sodass ein Gesamtbild im Gehirn entsteht. Hier ist die Rede von einem sogenannten Führungsauge oder einem dominanten Auge, das visuell ein Objekt zuerst ergreift. In der Regel weist dieses Auge eine höhere Sehstärke oder Sehleistung auf. Ihr Führungsauge können Sie ganz leicht selbst bestimmen.

1. Befestigen Sie dazu den Smiley aus dem Anhang an einer Wand und stellen Sie sich in circa 3 Metern Entfernung vor die Wand – Blick zum Smiley gerichtet.
2. Strecken Sie jetzt die Handflächen beider Hände vor Ihre Nase und bilden Sie mit den Daumen und den Zeigefingern ein Dreieck, durch das Sie durchschauen können. Blicken Sie mit beiden Augen durch diese Öffnung hindurch und betrachten Sie den Smiley.
3. Schließen Sie nacheinander einzeln Ihre Augen und beobachten, welches Auge dieses Bild voll und ganz sehen kann. Das ist nun Ihr Führungsauge.

Die Sehübungen, die Sie ab Seite 75 finden, führen Sie zum Teil auch einäugig aus. Decken Sie dann zuerst immer das dominante Auge ab und wechseln Sie im zweiten Schritt zum anderen Auge.

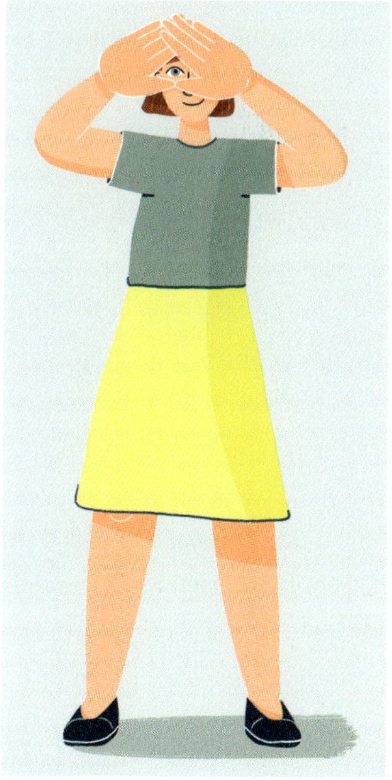

Mein Führungsauge: ....

Die Sehfähigkeit überprüfen

Mit den hier aufgeführten Tests können Sie Ihren Sehstatus in der Ferne sowie im nahen Bereich überprüfen. Zudem können Sie sich im Laufe des Trainings Ihre Fortschritte vor Augen halten. Je kleiner die Buchstaben sind, die Sie erkennen können, desto höher ist Ihre Sehleistung. Sollte die Sehfähigkeit beider Augen stark voneinander abweichen, empfiehlt es sich, die im Nachgang vorgestellten Maßnahmen zuerst einäugig, dann beidäugig auszuführen, wobei mit dem schwächeren Auge zuerst trainiert wird.

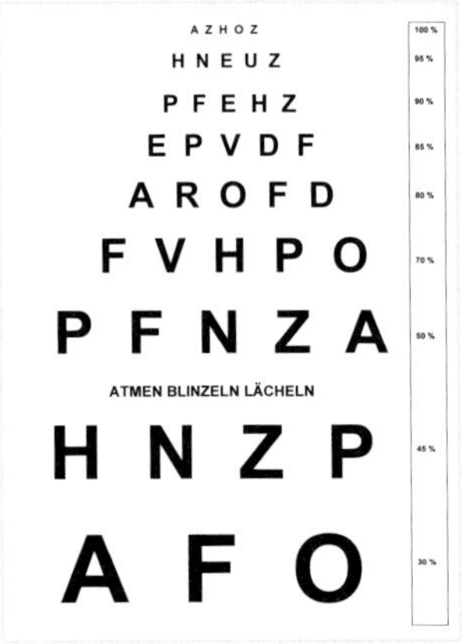

m-vg.de/link/augen_2

Das Sehen in die Ferne messen

Hierfür benötigen Sie die nebenstehende Sehtafel. Da diese in ihrer Größe genormt ist, ist es ratsam, sie herunterzuladen und im DIN-A4-Format auszudrucken.

1. Hängen Sie die Sehtafel an eine Wand in Augenhöhe. Stellen Sie sich in 3 Metern Entfernung vor die Tafel.
2. Schauen Sie mit beiden Augen auf die Buchstaben. Notieren Sie in der Tabelle »Das Sehen in die Ferne messen« die Zeile mit den kleinsten Zeichen, die Sie noch lesen können.
3. Führen Sie nun den Test einäugig aus und stellen Sie fest, ob ein Unterschied zwischen diesem Sehen und dem Sehen mit beiden Augen vorhanden ist. Bedecken Sie dafür mit Ihrer Handfläche das rechte Auge, blicken Sie auf die Tafel und notieren Sie sich wieder die Zeile, die Sie gerade noch lesen können.
4. Fahren Sie mit dem linken Auge, wie zuvor beschrieben, fort.

Nun haben Sie drei Referenzwerte, die Sie nach den ausgeführten Sehübungen vergleichen können. Führen Sie alle Maßnahmen für die Verbesserung der Kurzsichtigkeit ab Seite 113 aus und messen Sie nach jeder Übungsabfolge Ihre Sehfähigkeit in der Ferne nach.

Das Sehen in die Ferne messen			
Erkannte Zeichengröße zu Beginn des Sehtrainings		Erkannte Zeichengröße während des Sehtrainings	
Datum	Zeichengröße	Datum	Zeichengröße
(beide Augen)		(beide Augen)	
(rechtes Auge)		(rechtes Auge)	
(linkes Auge)		(linkes Auge)	

Das Sehen in die Nähe messen

1. Nehmen Sie das beigefügte Lesezeichen und halten Sie es in circa 30 Zentimetern Entfernung vor Ihre Augen.
2. Mit beiden Augen ermitteln Sie nun die Zeile, die Sie noch lesen können, und notieren sich diese in der unten stehenden Tabelle »Das Sehen in die Nähe messen«.
3. Führen Sie im Nachgang den Test mit jedem Auge einzeln aus und halten Sie die Zeilen schriftlich fest.

Bei starkem Sehstärkenunterschied führen Sie die ab Seite 75 vorgestellten Sehübungen zuerst mit dem schwächeren Auge aus, bevor Sie dann beidäugig üben. Diese Empfehlung gilt für alle Übungen, solange nichts anderes angegeben wird. Das Sehen im nahen Bereich können Sie nach jeder Übungsabfolge mit dem beigefügten Lesezeichen prüfen.

Das Sehen in die Nähe messen			
Erkannte Zeichengröße zu Beginn des Sehtrainings		Erkannte Zeichengröße während des Sehtrainings	
Datum	Zeichengröße	Datum	Zeichengröße
(beide Augen)		(beide Augen)	
(rechtes Auge)		(rechtes Auge)	
(linkes Auge)		(linkes Auge)	

Sehstress-Tests

Werden die Augen an Computerarbeitsplätze oder durch langes Nutzen digitaler Medien und das übermäßige Sehen im nahen Bereich einseitig beansprucht, belastet sie dies und führt zum erhöhten visuellen Stress. Müde, schmerzende Augen, schwankende Sehleistung sowie Konzentrationsmangel infolge des zweidimensionalen Sehens am Bildschirm treten dann oft auf. Sie können mit einfachen Sehstress-Tests die Beweglichkeit Ihrer Augen testen sowie deren Aufmerksamkeitsspanne erfassen.

Angestrengte Augen

Halten Sie einen Daumen ungefähr 20 Zentimeter vor Ihre Nase und bewegen Sie ihn zur Decke nach oben, nach unten zum Boden, anschließend nach rechts und links zur Seite und folgen Sie der Bewegung mit Ihren Augen. Zeichnen Sie in der Luft mit Ihrem Daumen einen imaginären Kreis und folgen Sie der Bewegung mit Ihren Augen mal im Uhrzeigersinn, mal dagegen.

So können Sie leicht testen, in welcher Position sich Ihre Augenmuskeln angestrengt anfühlen. Beurteilen Sie auch die Bewegung Ihrer Augen – fällt es ihnen leicht, diese fließend oder gleitend zu bewegen oder bewegen sich Ihre Augen eher sprunghaft? Wenn Sie eine Anspannung der Augen registrieren, ist es empfehlenswert, die Übungen für entspannte Augen auszuführen.

Durch die permanente PC-Arbeit werden die Augen in Ihrer Bewegung beeinträchtigt. Besonders die Übungen auf Seite 81 »Wellness für die Augen« sowie »Augen lockern« auf Seite 89 sorgen für mehr Durchblutung und Entspannung, was sich beim Sehen bemerkbar macht. Auf Seite 112 haben Sie die Möglichkeit, gleich ein Basistraining »Einfache Entspannung bei müden, trockenen Augen« durchzuführen. Überprüfen Sie die Leichtigkeit in Ihren Augenmuskeln nach den erfolgten Sehübungen.

Bewegtes oder starres Bild?

Betrachten Sie die Sehtafel »Bild der Starre« im Anhang (Seite 169) genauer und stellen Sie fest, ob Ihnen das Bild starr oder beweglich vorkommen. Bei lockeren Augen haben

haben Sie das Gefühl, dass sich das Bild bewegt, bei angestrengten Augen bleibt das Bild ruhig – es ist ein Hinweis, dass Ihre äußeren Augenmuskeln sehr angespannt sind.

Um die Augen in ihrer Beweglichkeit zu unterstützen, führen Sie abwechselnd die Übungen »Augen beweglich halten« (Seite 88) und »Flexibel in allen Bereichen« (Seite 93) aus. Mit dem Test »Bewegtes oder starres Bild« können Sie jederzeit die Fortschritte überprüfen.

Test zum Erkennen eines Leistungsabfalls

Nachlassende Aufmerksamkeit oder ein Konzentrationsmangel haben zur Folge, dass ein Auge am Sehen nicht mehr teilnimmt – was oft nicht wahrnehmbar ist. Dieser Test hilft Ihnen zu erkennen, welches Auge das ist und was Sie unterstützend unternehmen können. Bei einer gleichen oder ähnlichen Sehleistung beider Augen führen Sie den Test gern ohne Brille aus; unterscheiden sich die Augen in ihren Stärken deutlich voneinander, benutzen Sie zum Testen Ihre Fernbrille.

1. Halten Sie einen Finger vor der Nase in einem Abstand von etwa 20 Zentimetern und den Finger der anderen Hand circa 20 Zentimeter in der Reihe dahinter. Blicken Sie auf den vorderen Finger und nehmen Sie den hinteren doppelt und leicht verschwommen wahr. Denken Sie an schöne Momente in Ihrem Leben, atmen Sie dabei ruhig und gleichmäßig. Das Bild der doppelten Finger müsste leicht zu halten sein – das bedeutet, dass beide Augen am Sehen beteiligt sind und Sie eine gute Aufmerksamkeitsspanne haben.

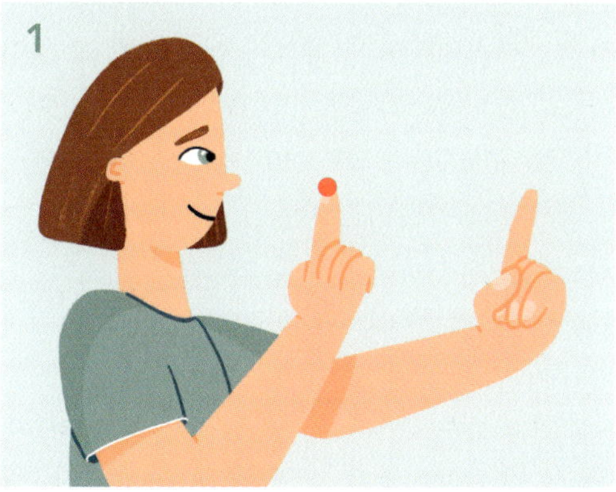

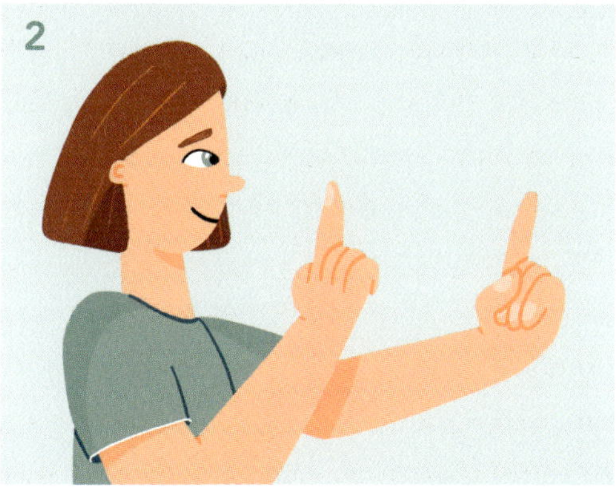

2. Schauen Sie wiederholt auf Ihre Finger und erinnern Sie sich jetzt an eine stressige Situation in Ihrem Leben und versuchen Sie ganz flach zu atmen. Es könnte nun sein, dass Sie den hinteren Finger nicht doppelt wahrnehmen können oder Ihnen einer der beiden Finger unscharf erscheint. Dies ist ein Hinweis, dass Sie nur mit einem Auge schauen und Ihre Konzentration eventuell nachlässt – es ist meistens das dominante Auge, dass die Führung übernimmt.

Sollte es Ihnen Schwierigkeiten bereiten, jeweils das gewünschte Bild zu halten, leidet das Sehen mit beiden Augen darunter und Sie befinden sich in einem sogenannten Sehstressmodus. Jetzt wäre es höchste Zeit, die Arbeit kurz zu unterbrechen und eine Pause einzulegen. Schließen Sie Ihre Augen, atmen Sie tief ein und aus und bewegen Sie sich ein paar Schritte. Weitere hilfreiche Sehübungen, um das Sehen mit beiden Augen zu unterstützen, finden Sie ab Seite 102 (»Gehirnjogging für die Augen«). Diesen hier vorgestellten Test können Sie öfter tagsüber zur Kontrolle ausführen, um Ihren Augen die nötige Aufmerksamkeit zu schenken.

Im weiteren Verlauf des Buches auf Seite 116 erwartet Sie ein Intensivtraining (»Kurzübungen bei Konzentrationsmangel«).

Test zum Erkennen einer Hornhautverkrümmung

Um die Hornhautverkrümmung zu erkennen und Ihre Fortschritte bei den entsprechenden Sehübungen festzuhalten, können Sie den beigefügten Astigmatismus-Test im Anhang benutzen.

1. Betrachten Sie die dort abgebildeten Kreise mit beiden Augen sowie mit jedem Auge einzeln. Bei vorhandener Hornhautverkrümmung erscheint eine Figur dunkler.
2. Notieren Sie das erkannte Feedback und führen Sie die hilfreichen Sehübungen ab Seite 75 aus, die für die Hornhautverkrümmung vorgesehen sind.

Sobald die Übungen regelmäßig ausgeführt und die Augen entspannter werden, unterscheiden sich die Kreise nicht mehr voneinander. Nach einem Zeitraum von acht Wochen wagen Sie ruhig einen Besuch beim Optiker, um den Fortschritt fachmännisch zu vermessen.

Amsler-Gitter-Test

Bei einer vorhandenen Makuladegenration kann das Amsler-Gitter behilflich sein, diese zu erkennen. Häufig werden bei dieser Augenerkrankung gerade Linien verzerrt gesehen, was bei diesem Test sichtbar wird.

Halten Sie das Raster aus dem Anhang 30 Zentimeter vor Ihre Nase und schauen jeweils mit einem Auge auf die Darstellung. Sobald Sie verschiedene Bereiche verzerrt, unterschiedlich groß oder verformt wahrnehmen, sollten Sie einen Augenarzt aufsuchen.

Sehfitness für jeden Tag

Das Sehen ist ein komplexer Vorgang. Die visuellen Prozesse fangen beim Auge an, laufen über die Stelle des schärfsten Sehens und gelangen ins Gehirn. So lässt sich in Kürze der optimale Sehvorgang erklären; genauer wurde dieser Prozess bereits in Kapitel 1 ab Seite 14 besprochen. Doch das Sehen ist viel mehr als nur scharfes Erkennen von Farben und Gegenständen. Es ist ein permanentes visuelles Lernen, gekoppelt an körperlich-funktionale Voraussetzungen und die geistig-psychische Entwicklung.

Dr. Arthur Marten Skeffington hat schon in den 1920er-Jahren erkannt, dass das Sehen im Gehirn geschieht, jedoch von der Psyche beeinflusst ist. Unterm Strich nimmt so jeder unterschiedlich wahr. Wie sehr das scharfe Sehen vom vegetativen Nervensystem beeinflusst wird, fällt Ihnen vielleicht auf, wenn Sie entspannter sind oder gerade Ihren Urlaub genießen. In stressigen Momenten oder in Zeiten einer Erkrankung bemerken Sie dafür das Nachlassen der Sehkraft. Innere Balance zu finden, aktiv zu entspannen sowie ausgleichende Augen- und Ganzkörperübungen in den Alltag einzubauen, all dies kann Ihnen den Weg zum optimalen Sehgefühl ebnen.

Sehübungen und Trainingsmethoden

Nachfolgend erlernen Sie verschiedene Übungen und Methoden, die Ihnen helfen, den Körper mit Energie zu versorgen und die Augen aus der Starre zu lösen. Um im Gehirn neue neuronale Verschaltungen zu bilden, die einem besseren Sehen dienen, können Sie gezielt Maßnahmen ergreifen. Auch diese werden Sie kennenlernen. Die Flexibilität in allen Bereichen zu erhöhen und den Augen nötige Entspannung zu gönnen, das ergänzt das Programm. Ganzheitliches Sehtraining unterstützt den Sehprozess auf allen Ebenen und kann altersunabhängig ausgeführt werden. Alle nachfolgenden Sehübungen wurden nach bestem Wissen und Gewissen zusammengestellt. Sie dienen der Gesundheitsförderung sowie der Prävention, allerdings darf man sie nicht an Heilungserwartungen knüpfen. Und sie ersetzen keinen Arztbesuch.

Energielevel erhöhen

Unser Körper besteht nicht nur aus Knochen, Haut und Muskeln. Entlang der Hautoberfläche im Inneren des Körpers verlaufen Energiepfade. Dies sind die sogenannten *Meridiane*, die in der traditionellen chinesischen Medizin (TCM) für Leitbahnen stehen, in denen Energie fließt. Die Festlegung von Akupunkturpunkten hat mit diesen zu tun. Fließt die Energie ungehindert durch die zwölf Leitbahnen im Körper, ist der Mensch gesund. Ist ein Meridian blockiert, kann es zuerst zu Funktionsstörungen der Organe kommen, auf die Krankheiten folgen, so die Lehre von TCM.

Am Kopf, im Gesicht und um die Augenpartie herum verlaufen bestimmte Meridiane, die unterstützend auf die Augengesundheit wirken können. Durch leichtes Klopfen, Massieren oder Drücken dieser Punkte kann der Energiefluss angeregt werden, was sich nicht nur in den Augen widerspiegelt. Entspannung, innere Balance und eine positive seelische Verfassung können zudem auch über eine tiefe, gleichmäßige Atmung sowie durch Meditieren erreicht werden.

Die nachfolgenden Techniken und Übungen helfen Ihnen, die Durchblutung anzuregen, den Stoffwechsel zu regulieren und die Vitalität zu steigern. Sie sollten im besten Fall vor jeder Augenübung ausgeführt werden. Setzen Sie sich dazu immer bequem hin, nehmen Sie Ihre Brille herunter, falls Sie eine tragen, und achten Sie während der Ausführung der Übung auf eine gleichmäßige Atmung.

Meridianpunkte anregen

Um den Energiefluss im ganzen Körper anzuregen, vorhandene Blockaden zu lösen und das Wohlbefinden zu steigern, hat sich folgende Übung als hilfreich erwiesen. Gehen Sie zu Beginn auf eine Entdeckungsreise und erspüren Sie eine eventuelle Anspannung der Augen, eine Ermüdung des Körpers oder eine innere Unruhe. Nehmen Sie die Anzeichen dafür wahr und führen Sie das im Folgenden erläuterte Vorgehen durch.

1. Bringen Sie den Zeige- und Mittelfinger beider Hände zueinander und klopfen Sie zehn Sekunden lang mit gleichmäßiger Atmung rechts und links auf die Wangenknochen unter den Augen. Bewegen Sie dabei ganz behutsam Ihre Augen. An dieser Stelle liegt der Magen-Meridian, der dem Körper hilft, sich zu erden.
2. Anschließend legen Sie die Fingerspitzen beider Hände an die u-förmigen Halsgrube. Zwei bis drei Zentimeter unterhalb und etwas seitlich befinden sich die Stellen, die Sie mit leichtem Klopfen stimulieren. An dieser Stelle befindet sich der Nieren-Meridian, dessen Massage in stressigen Situationen oder innerer Anspannung für mehr Gleichgewicht sorgt. Ihre Augen liegen dabei ganz locker und entspannt in der Augenhöhle. Klopfen Sie an dieser Stelle zehn Sekunden lang mit tiefen Atemzügen.
3. Um das Immunsystem des Körpers anzuregen, hat sich das Stimulieren der Thymusdrüse als hilfreich erwiesen. Dazu klopfen Sie mit den Fingerspitzen einer Hand mit gleichmäßiger Atmung und geschlossenen Augen auf das Brustbein. – ebenfalls zehnmal.

1

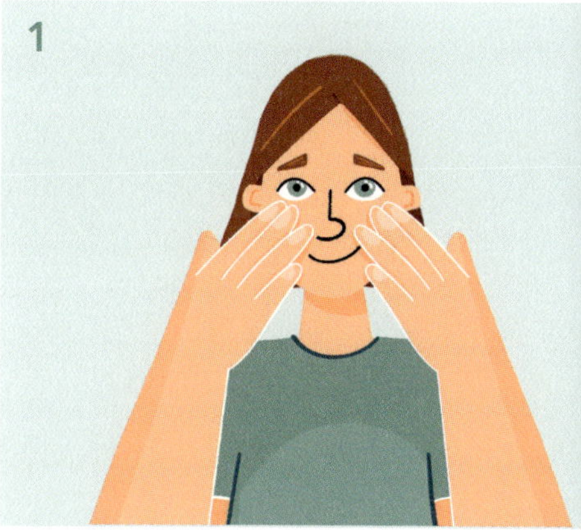

2

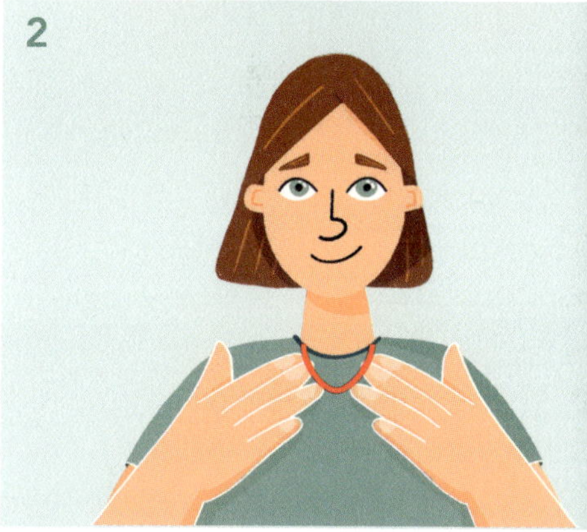

3

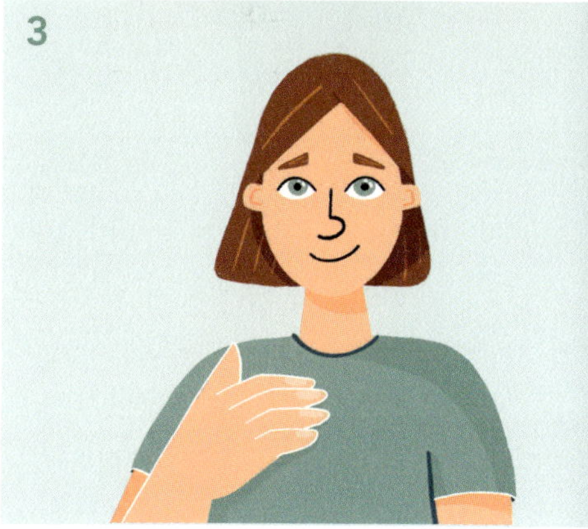

Wiederholen Sie die Klopfabfolge dreimal hintereinander und vergleichen Sie am Schluss Ihr allgemeines Wohlbefinden mit dem Empfinden, das Sie vor der Übungsdurchführung hatten.

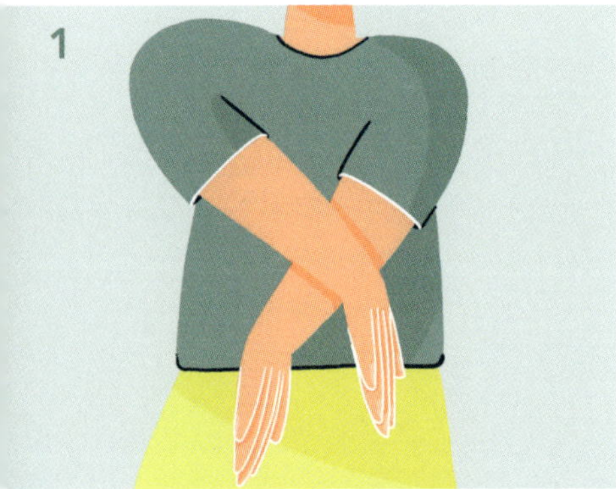

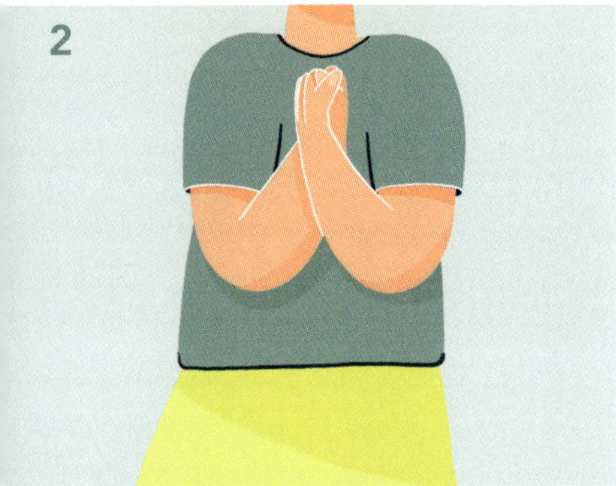

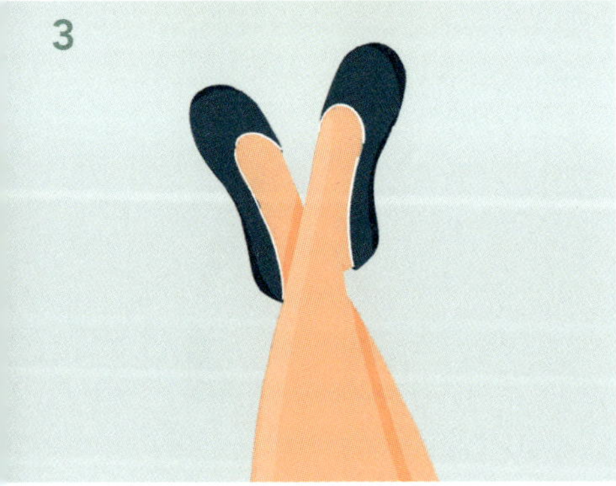

Das Zentrum finden

Die folgende Übung kann die Konzentration steigern, innere Ruhe herstellen, neue Sichtweisen sowie klares Denken und effektives Lernen ermöglichen.

1. Setzen Sie sich bequem hin und strecken Sie die Beine und die Arme nach vorn vor Ihrem Körper aus. Kreuzen Sie nun den rechten über den linken Arm.
2. Drehen Sie die Handflächen zueinander und verschränken Sie die Finger. Ziehen Sie jetzt die Arme nach unten und zu sich heran, drehen Sie die Hände nach oben und legen Sie sie entspannt auf der Brust ab. Schließen Sie nun Ihre Augenlider.
3. Ihr linkes Bein legen Sie behutsam über das rechte und verbleiben in dieser Position mit zehn tiefen Atemzügen. Atmen Sie tief in den Bauch hinein und entspannen Sie Ihren Körper beim Ausatmen.

Lösen Sie die Hände, dann die Beine und führen Sie die Übung in die andere Richtung aus. Kreuzen Sie den linken über den rechten Arm und bringen Sie das rechte Bein über das linke. Intensivieren Sie die Übung wieder mit zehn tiefen Atemzügen. Beenden Sie die Übungsabfolge mit Strecken und Recken des Oberkörpers.

Augen massieren

Mit der folgenden Übung können Sie die Blockaden in den äußeren Augenmuskeln lösen und die Durchblutung sowie die Produktion des Tränenfilms anregen. Unterstützen Sie die Augenmassage, indem Sie auf eine gleichmäßige Atmung achten.

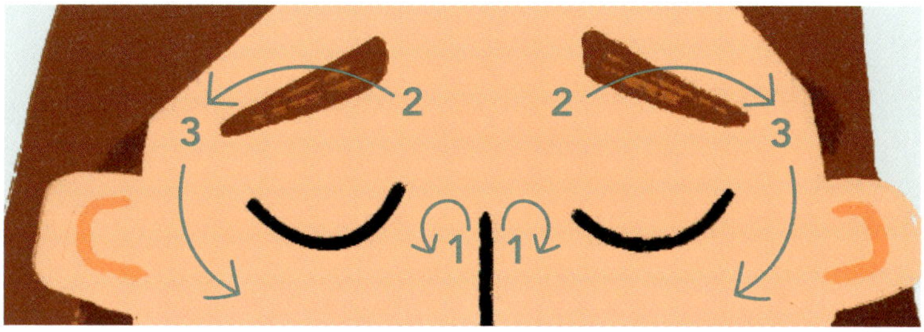

1. Schließen Sie Ihre Augenlider, atmen Sie ein paarmal tief ein und aus und spüren Sie in die Augen hinein. Führen Sie Ihre Daumen rechts und links an die Nasenwurzel und massieren Sie diese vorsichtig bei gleichmäßiger Atmung. Lösen Sie die Daumen und lockern Sie die Hände.
2. Anschließend nehmen Sie die Zeige- und Mittelfinger beider Hände und platzieren Sie diese jeweils dort, wo Ihre Augenbraue beginnt, innen am Nasenbein. Wandern Sie mit kreisenden Druckbewegungen von dort über den höchsten Punkt bis zum äußeren Ende der jeweiligen Augenbraue.
3. Massieren Sie leicht den äußeren Winkel beider Augen, anschließend die Schläfen und arbeiten Sie sich langsam zu den Wangenknochen direkt unter den Augen vor.

Gähnen erwünscht

Um die Gesichtsmuskulatur immer mal wieder zwischendurch zu lockern und den Tränenfilm natürlich anzuregen, wird Gähnen empfohlen, und zwar ein Gähnen unterstützt durch Kieferklopfen. So wird der Körper in dem Bereich besser mit Sauerstoff versorgt und die Verspannungen um die Augen herum werden gelöst.

Unterbrechen Sie Ihre Arbeit und öffnen Sie den Mund ganz weit. Führen Sie die Fingerkuppen beider Hände zum Gesicht und klopfen Sie ganz sanft und breitflächig auf die Kiefermuskulatur und Wangen bis zu den Ohren. Schließen Sie dabei Ihre Augen und lassen Sie durch das Klopfen das Gähnen auf natürlichem Weg entstehen. Wenn sich Ihre Augen leicht befeuchtet anfühlen, so zeigt die Übung Wirkung. Sollte keine Tränenbildung entstehen, versuchen Sie es erneut.

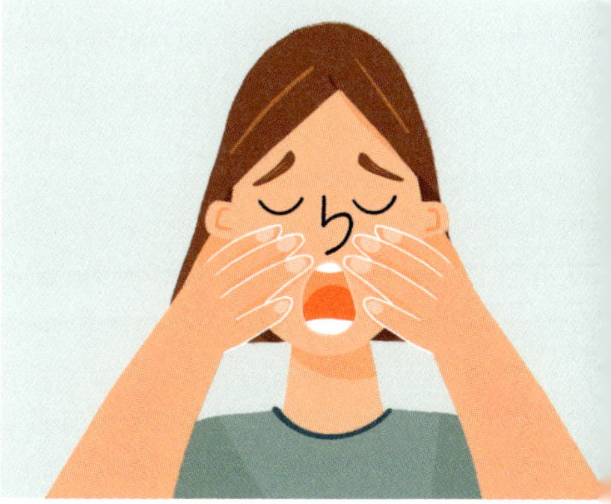

1–3

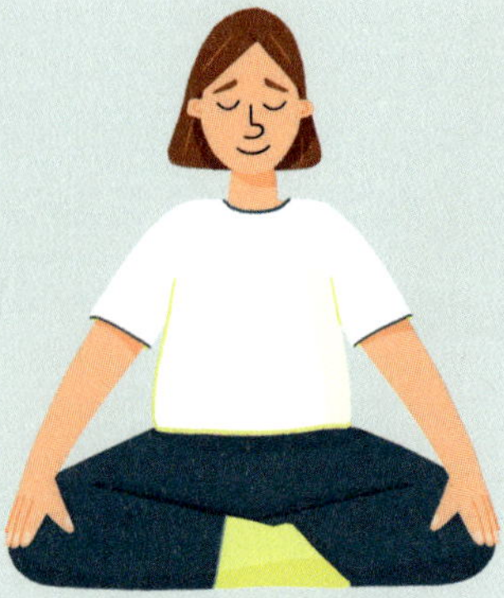

Augenmeditation

m-vg.de/link/augen_3

Um kreisende Gedanken zu stoppen, muss der Körper zur Ruhe kommen. Dieser Zustand lässt sich mit geschlossenen Augen herstellen, begleitet von einer tieferen Atmung. Alle Sehorgane samt Gehirn werden so mit mehr Sauerstoff versorgt, was sich positiv auf die Sehleistung auswirken kann. Die Gehirnwellen verlangsamen sich dadurch. Statt hochfrequenter Betawellen dominieren nun die Alphawellen – ein ausgeglichener und entspannter Zustand wird im ganzen Körper spürbar. Die nachfolgende meditative Augenreise finden Sie auch als Video.

1. Legen oder setzen Sie sich bequem hin und schließen die Augen. Gehen Sie mit der Aufmerksamkeit zu Ihrer Atmung und beobachten Sie sie. Fühlen Sie, wie sich dabei die Bauchdecke hebt und senkt, ganz von allein mit jedem gleichmäßigen Atemzug. Lassen Sie sämtliche Muskelanspannungen los, indem die Beine, Arme und Schultern immer schwerer werden. Die Atmung wird ruhiger und gelassener und Sie merken nach und nach die Entspannung im ganzen Körper.
2. Gehen Sie nun mit der Aufmerksamkeit die Wirbelsäule hoch in den Hinterkopf und nehmen Sie dort Kontakt mit dem Sehzentrum auf. Spüren Sie die in diesem Bereich entstehende Energie. Vielleicht tauchen Gefühle, Farben oder Bilder auf. Beobachten Sie auch, ob es von dieser Stelle aus möglich ist, eine Verbindung zwischen dem Sehzentrum und dem rechten Auge herzustellen. Dann versuchen Sie eine Verbindung zwischen dem Sehzentrum und dem linken Auge aufzubauen. Spüren Sie, inwieweit es Unterschiede gibt, und nehmen Sie alles wahr, was Ihnen auffällt. Die Atmung ist dabei gleichmäßig und ruhig. Spüren Sie, wie angenehm entspannt die Augen in den Augenhöhlen liegen. Atmen Sie dabei tief in das linke Auge hinein und gehen mit der Aufmerksamkeit dann zum rechten Auge. Spüren Sie auch dort das angenehme Gefühl und atmen Sie tief in das rechte Auge ein und aus. Nehmen Sie alle Gefühle, Bilder oder Farben wahr, die jetzt auftauchen. Lassen Sie sämtliche Anspannung beim Ausatmen über die Arme abfließen, sodass die Augen immer weicher und lockerer werden.
3. Bedanken Sie sich danach bei den Augen und dem Sehzentrum. Bewegen Sie behutsam die Beine und Arme, beginnen Sie, sich langsam zu recken und zu strecken –

nehmen Sie sich dafür so viel Zeit, wie Sie benötigen. Wenn Sie das Gefühl haben, wieder völlig ausgeruht zu sein, erheben Sie sich gemächlich aus Ihrer Sitz- oder Liegeposition und öffnen unter Blinzeln langsam die Augen.

Wellness für die Augen

Sich einschleichende Sehverschlechterung, verschiedene Augenbeschwerden sowie Erkrankungen des Sehapparats deuten auf eine dauerhafte Überlastung der Augen hin. Erste Hilfe in Form einer Entspannung muss dann her. Diese kann tagsüber zwischendurch ausgeführt werden oder an die Sehübungen anknüpfen. Die Augen kommen dabei zu Ruhe und tanken Kraft. Außerdem wird die Wahrnehmung geschult, indem das scharfe Sehen Pause macht.

Augen abdunkeln

Diese Übung sorgt für die Regeneration der Netzhaut, indem die Augen abgedunkelt werden. Wird sie zusammen mit einer meditativen Augenreise ausgeführt, lockert sie nicht nur die Verspannungen in den Augen, sondern steigert zusätzlich die Vorstellungskraft. Eine Anspannung der Augen, vor allem der Netzhaut, zeigt sich durch ein leichtes Flimmern, Zucken, Nachbilder oder innere Farbeindrücke. Je entspannter die Augen während der Übung werden, desto tiefer und einheitlicher wird die Dunkelheit. Diesen Prozess können Sie mit Ihrer Vorstellungskraft unterstützen, indem Sie sich etwas Dunkles vorstellen. Achten Sie während dieser Entspannung auf eine gleichmäßige Atmung.

1. Suchen Sie sich einen ruhigen Platz und atmen Sie ein paarmal tief ein und aus. Reiben Sie Ihre Handflächen aneinander, bis sie warm sind, und legen Sie sie behutsam um die geschlossenen Augenlider herum. Im Stirnbereich liegen die Finger der einen Hand über denen der anderen. Sollten Sie an einem Tisch sitzen, so legen Sie Ihre Ellenbogen ab, um eventuellen Verspannungen im Schulter- und Nackenbereich vorzubeugen. Verbleiben Sie für zehn tiefe Atemzüge in dieser Porsition.
2. Anschließend nehmen Sie die Hände herunter, lassen die Augen noch geschlossen und nehmen die Helligkeit in

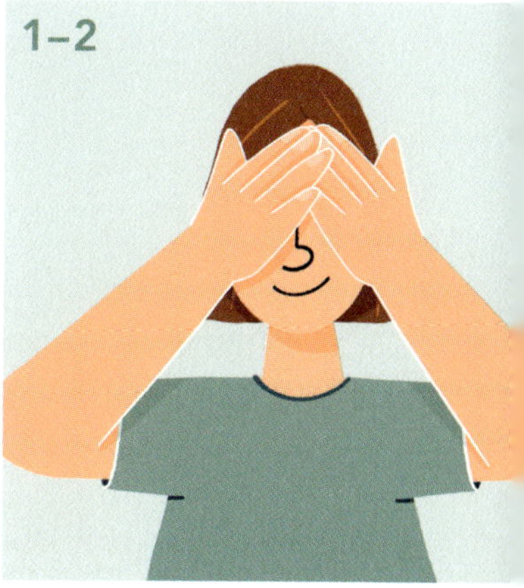

Ihrem Raum mit geschlossenen Augenlidern wahr. Nach ein paar tiefen Atemzügen und unter leichtem Blinzeln öffnen Sie langsam Ihre Augen. Führen Sie diese Entspannung immer zwischen den Sehübungen oder tagsüber bei Bedarf aus.

Augenstreichler

Eine abgewandelte Form, die Augen unter Beachtung der Meridianlehre abzudunkeln, ist der Augenstreichler. Hier wird zusätzlich der Meridian angeregt, der unter anderem ausgleichend bei Erschöpfungszuständen wirkt.

1. Suchen Sie zu Beginn einen ruhigen Platz und atmen Sie ein paarmal tief ein und aus. Reiben Sie Ihre Handflächen aneinander und bewegen Sie sie zusammen und auseinander, als hätten Sie eine Ziehharmonika in den Händen. Spüren Sie die dabei entstehende Energie zwischen Ihren Fingern. Legen Sie die Hände anschließend über die geschlossenen Augen herum und atmen Sie ein paarmal tief ein und aus. Gleiten Sie mit den Fingern behutsam vom Inneren der Augenlider nach außen zu den Schläfen.
2. Kreisen Sie an den Schläfen mal rechts und mal links herum.

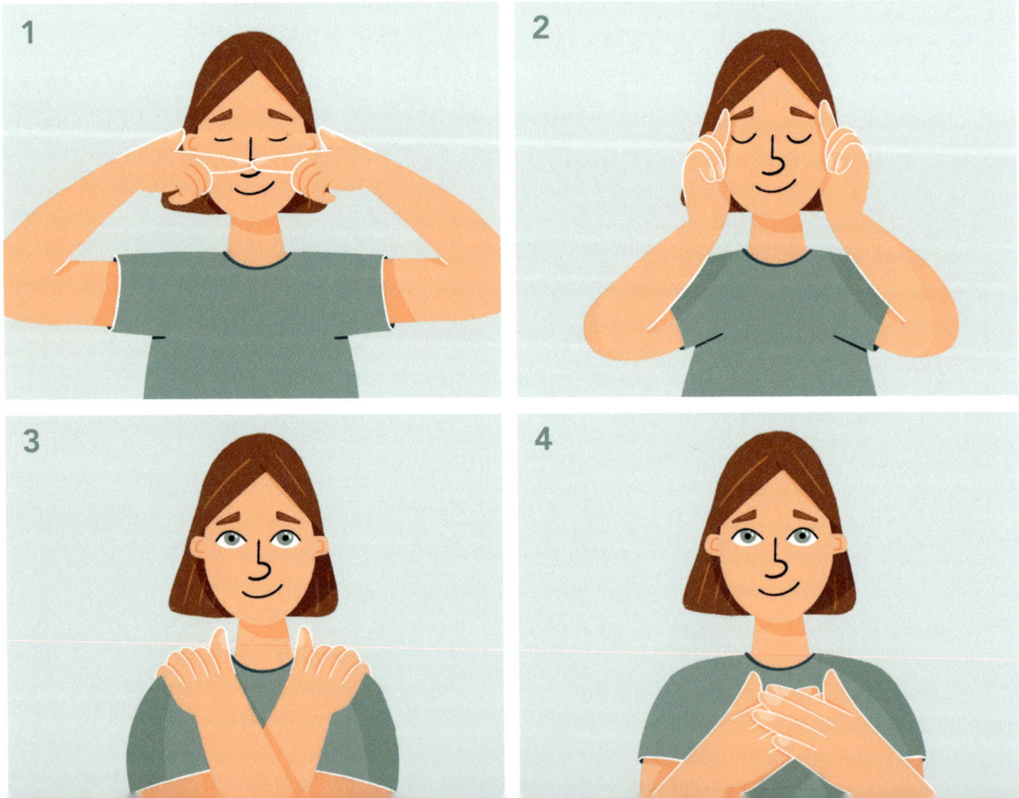

3. Gleiten Sie an den Ohrläppchen entlang und bringen Sie mit gleichmäßigen Atemzügen Ihre Hände zu den Schultern.
4. Nach einem tiefen Ausatmen führen Sie beide Hände zur Herzgegend. Verbleiben Sie bis zu fünf Sekunden in dieser Stellung. Wiederholen Sie diese Übung dreimal hintereinander.

Sonnenübung

Das ist eine wunderbare Übung, um die Lichtempfindlichkeit Ihrer Augen zu reduzieren, Kontraste und Farben besser wahrzunehmen und die Augen mittels Wärme zu entspannen. Führen Sie die Übung ohne Brille und am besten vor 11 Uhr und nach 15 Uhr aus, wenn die Sonneneinstrahlung nicht zu stark ist.

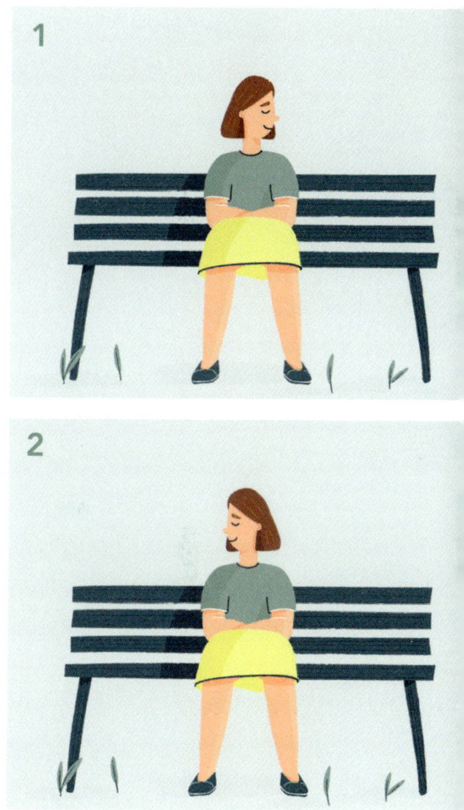

1. Setzen Sie sich an einen sonnigen Platz, zum Beispiel auf eine Parkbank. Schließen Sie die Augen und atmen Sie ein paarmal tief ein und aus. Richten Sie Ihr Gesicht mit den geschlossenen Augen zur Sonne und drehen Sie dabei den Kopf fünfmal mit behutsamen Bewegungen zur rechten Schulter.
2. Drehen Sie anschließend den Kopf langsam und ohne ruckartige Bewegungen zur linken Schulterseite. Mit bewussten Atemzügen und langsamen Bewegungen spüren Sie die angenehmen Sonnenstrahlen um Ihre Augen herum, die sich im ganzen Gesicht ausbreiten.

Zusätzlich lockern Sie bei dieser Übung den Nacken. Durch die Kopfbewegung erzeugen Sie Licht und Schatten und aktivieren die Pupillentätigkeit. Bei geradeaus gerichtetem Blick neigt die Pupille dazu, sich zu verkleinern, bei seitlichen Bewegungen wird sie größer. Im Anschluss reiben Sie die Handflächen aneinander und legen diese um die geschlossenen Augen herum. Betrachten Sie die eventuell entstehenden Nachbilder. Nach fünf tiefen Atemzügen drehen Sie sich mit dem Rücken zur Sonne und öffnen langsam Ihre Augen.

Augenkompressen

Um Spannung in den Augenmuskeln zu lockern und um verstopfte Tränenkanäle zu lösen, eignet sich eine einfache Maßnahme. Sie brauchen dazu lediglich zwei Tücher.

1–4

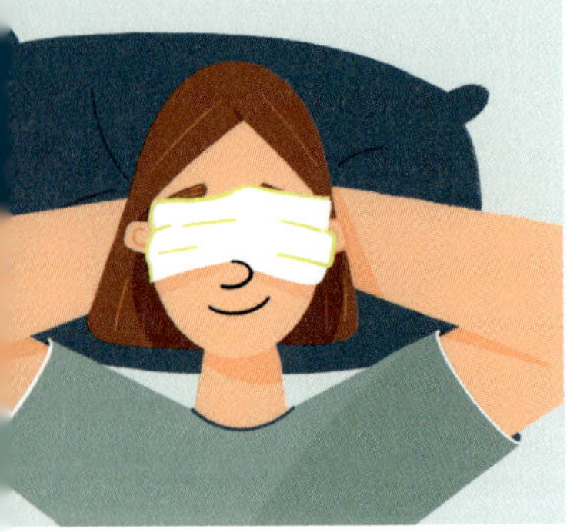

1. Tränken Sie ein Tuch mit warmem Wasser und legen Sie es für circa zehn Sekunden auf die geschlossenen Augenlider.
2. Anschließend nehmen Sie ein mit kaltem Wasser befeuchtetes Tuch und legen es nun auf die Augen.
3. Sie wiederholen Schritt 1 und 2 ein paarmal im Wechsel. Sollten Sie bemerken, dass nur das warme oder nur das kalte Tuch für ein Mehr an Wohlbefinden in den Augen sorgt, so entscheiden Sie sich nach Ihrem Gefühl für die wohltuende Maßnahme.
4. Diese Anwendung können Sie täglich ausführen.

Locker bleiben

Wie schon beschrieben, sind die Augen mit dem Nacken, den Schultern und mit dem Rücken verbunden. Deshalb sollten Sie die Beweglichkeit des Körpers steigern, bevor Sie die Augen mit weiteren hilfreichen Übungen trainieren. So sorgen Sie für eine bessere Durchblutung und eine höhere Flexibilität der Gelenke. Dabei handelt es sich nicht um eine anstrengende körperliche Aktivität, auch leichte Lockerungsübungen können für Abhilfe sorgen.

Lockeres Schwingen

Mit dieser Übung werden die Mikrobewegungen der Augen angesprochen, die sogenannten *Sakkaden*, die für das Detailsehen und Lesen zuständig sind. Diese können Sie spüren, indem Sie zusätzlich Ihre Finger während der Übung ganz behutsam auf die geschlossenen Augenlider legen.

1. Stellen Sie sich mit lockeren Beinen hin und nehmen Sie Ihre Brille herunter, falls Sie eine tragen. Lassen Sie die Arme gerade seitlich am Oberkörper hängen und spreizen Sie sie ganz leicht, in einem Winkel von etwa 45 Grad, vom Rumpf ab. Drehen Sie Ihren Körper locker von links nach rechts. Während des leichten Schwingens ist der

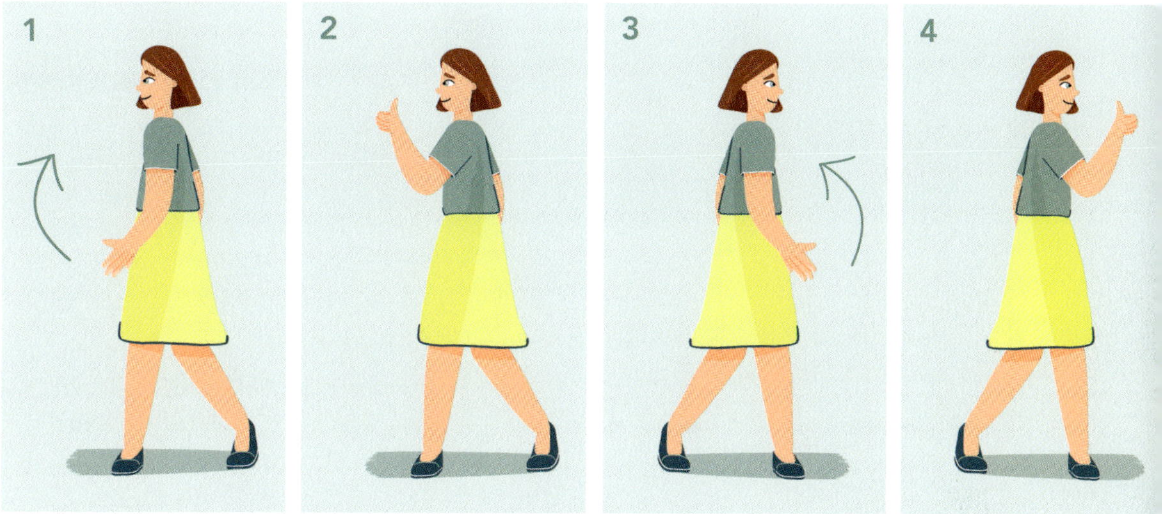

Blick ganz entspannt und die Aufmerksamkeit auf die Augen gelenkt. Spüren Sie dabei Anspannung, Festhalten der Augäpfel oder fühlt sich alles sehr angenehm an? Beim Auftreten des Unwohlseins halten Sie kurz an und schließen für ein paar Atemzüge die Augen, bevor Sie die Übung fortsetzen.

2. Halten Sie während der Drehung einen Daumen circa 20 Zentimeter vor die Augen. Dabei bemerken Sie, dass sich die Welt entgegengesetzt dreht, sobald Sie den Finger anschauen.
3. Schwingen Sie nun wieder entspannt, mit lockeren Armen, hin und her.
4. Führen Sie die Übung nun auf der anderen Seite aus, indem Sie den Daumen der anderen Hand vor Ihr Gesicht halten und anvisieren.

Beenden Sie die Übung immer mit einer Augenentspannung, wie zum Beispiel dem »Augen abdunkeln« von Seite 81.

Leichtes Augen-Körper-Workout

Sitzende Tätigkeiten und mangelnde Bewegung sorgen für schlechte Durchblutung, was Auswirkungen auf das Sehen hat. Mit folgendem Vorgehen lassen sich Augen- und Körperbewegung optimal miteinander kombinieren.

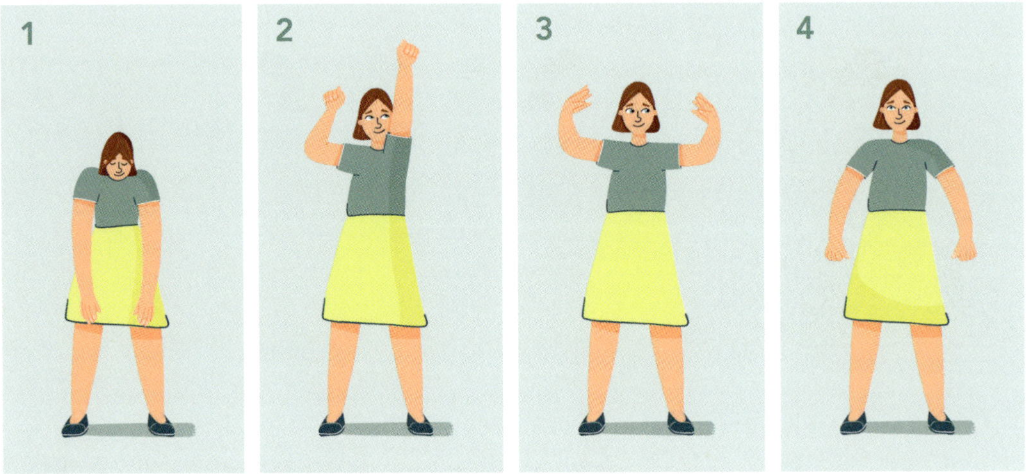

1. Stellen Sie sich hin, atmen Sie tief ein und beugen Sie sich beim Ausatmen leicht zu Ihren Füßen, die Sie abwechselnd mit den Fingern berühren. Richten Sie sich anschließend langsam Wirbel für Wirbel auf. Mit einem weichen, verträumten Blick und leicht ausgestreckten Armen schwingen Sie mal nach rechts, mal nach links und spüren in die Augen hinein.
2. Strecken und recken Sie sich genüsslich, führen Sie die Hände Richtung Decke und schauen Sie mit den Augen Ihren Händen hinterher.
3. Lassen Sie im Anschluss langsam die Hände seitlich am Körper vorbei zum Oberschenkel sinken. Richten Sie dabei Ihren weichen Blick in die Ferne, platzieren Sie Ihre Hände seitlich neben dem Kopf und nehmen Sie die Bewegung der Finger wahr. Atmen Sie dabei tief ein und aus, kreisen Sie die Schulter nach hinten und lockern Sie Ihre Handgelenke.
4. Halten Sie zum Schluss Ihre Hände an die Hüfte und lassen diese mal nach rechts, mal nach links kreisen. So bringen Sie Ihren Rücken aus der starren Position heraus.

Lockerungsübungen (nicht nur) am Arbeitsplatz

Auch im Sitzen lassen sich verschiedene Muskelgruppen lockern und massieren, was mit dem nächsten Vorschlag sichtbar wird.

1. Setzen Sie sich entspannt hin und stellen Sie beide Beine auf dem Boden auf. Atmen Sie tief ein und aus und nehmen Sie Ihre Brille herunter. Führen Sie Ihre linke Hand

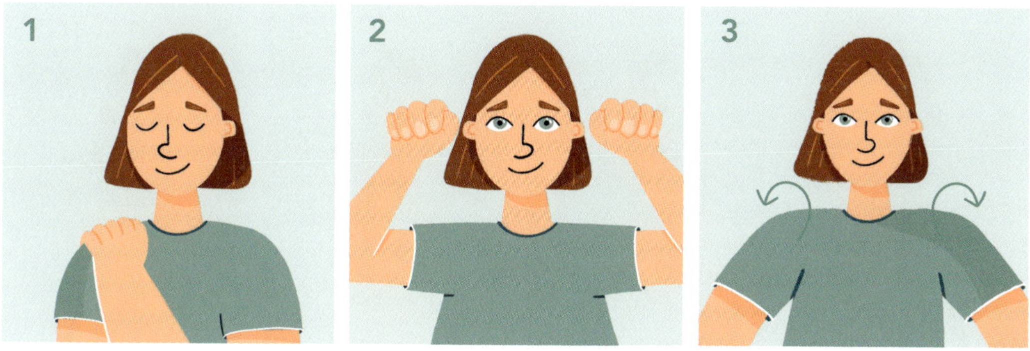

zur rechten Schulter und massieren Sie diese leicht aus. Schließen Sie dabei Ihre Augen, atmen Sie ruhig und gleichmäßig und drehen Sie den Kopf behutsam von rechts nach links. Wiederholen Sie diese Übung, indem Sie die rechte Hand auf das linke Schulterblatt legen, Ihren Kopf drehen und die Massage mit geschlossenen Augen ausführen.

2. Öffnen Sie Ihre Augen, lockern und kreisen Sie die Hände, ballen Sie diese zu Fäusten und machen Sie sie wieder auf.
3. Rollen Sie die Schultern mit gleichmäßiger Atmung nach hinten und schauen Sie mit einem weichen Blick in die Ferne. Stehen Sie für ein paar Sekunden auf und schütteln Sie die Beine nacheinander aus.

TIPP: Massagen bei Verspannungen im Schulter- und Nackenbereich

Bei Schulter- und Nackenverspannungen können Massagen mit einem Igelball oder einer Faszienrolle sehr hilfreich sein. Die Durchblutung wird dadurch gesteigert und die Nervenbahnen sowie Muskeln regt der leichte Druck an.

Pilotenübung

Mit dieser Übung können Sie die Bildung neuer neuronaler Verschaltungen im Gehirn anregen. Tatsächlich können über die Bewegungen der Füße auch Bewegungsmuster der Augen im Kleinhirn korrigiert werden. Diese Übung, die im Sitzen genauso wie im Liegen ausgeführt werden kann, sorgt zusätzlich für eine gute Koordination und wird oft bei Schielstellungen der Augen eingesetzt.

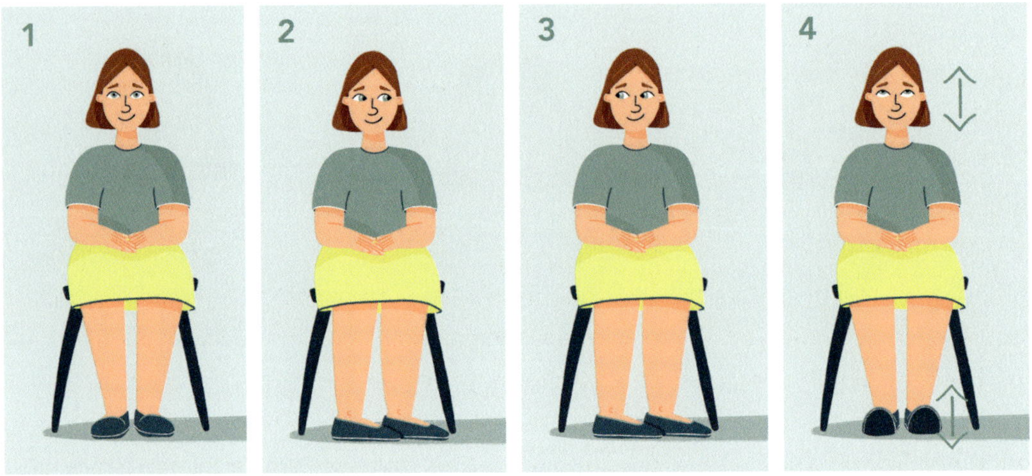

1. Setzen oder legen Sie sich hin. Nehmen Sie Ihre Brille herunter und richten Sie Ihren Blick entspannt geradeaus.
2. Bewegen Sie nun fünfmal im Wechsel die Füße nach rechts und nach links. Während der Fußbewegung schalten Sie die Augen dazu und bewegen diese mit dem Takt und in die gleiche Richtung der Füße. Führen Sie diese Bewegungen langsam und mit gleichmäßiger Atmung aus.
3. Bewegen Sie anschließend die Augen in die entgegengesetzte Richtung der Füße. Wenn die Füße also nach rechts zeigen, geht der Blick nach links.
4. Führen Sie die gleiche Bewegung nach oben und unten durch, indem Sie die Augen nach oben und unten bewegen; zunächst gemeinsam in die gleiche Richtung, im Anschluss entgegengesetzt.

Augen beweglich halten

Kontinuierlich und lange auf einen bestimmten Bereich zu starren ist heutzutage gang und gäbe. Dies beeinträchtigt die Augen allerdings in ihrem Vermögen zur Bewegung. Auch das permanente Tragen einer Gleitsichtbrille kann bewirken, dass die Augen mit der Zeit immer ungelenker werden. Schwierigkeiten beim Lesen, Schreiben und Rechnen, müde, trockene und ausgelaugte Augen sind oft die Folgen.

Wenn Sie die äußeren Augenmuskeln mit minimalem Kraftaufwand achtsam lockern, kann das nicht nur zum besseren Sehgefühl beitragen, auch die Trockenheit der Augen und eine Hornhautverkrümmung können sich nach und nach verringern. Setzen Sie sich entspannt hin, stellen Sie beide Beine auf den Boden auf und lächeln Sie. Achten Sie auf eine gleichmäßige Atmung und legen Sie Ihre Brille beiseite, falls Sie eine tragen.

Augen lockern

Mit dieser einfachen Übung können Sie die Augenmuskeln lockern. Um beide Augen bestmöglich zu unterstützen, beginnen Sie das Training erst mit jedem Auge einzeln, anschließend sind beide Augen zugleich dran.

Sollte ein Sehstärkenunterschied vorhanden sein, so führen Sie diese Übung zehnmal erst mit dem schwächeren Auge aus, anschließend fünfmal mit dem stärkeren Auge. Bei gleichen Stärken decken Sie erst das dominante Auge ab und beginnen das Training, bis Sie dann mit dem anderen Auge die Übungen ausführen. Hier gilt es, fünf Wiederholungen pro Auge durchzuführen.

1. Atmen Sie ein paarmal tief ein und aus und lassen Sie die Augen geöffnet. Bedecken Sie nun ein Auge behutsam mit der Handfläche und beobachten Sie mit dem anderen Auge die Umgebung mit einem weichen Blick. Lassen Sie das Auge leicht umherwandern und konzentrieren Sie sich zuerst auf Ihren Atem. Fangen Sie leicht an zu blinzeln.
2. Bewegen Sie nun das Auge ganz leicht nach oben zur Decke, dann nach unten zum Boden, der Kopf bleibt dabei starr. Seien Sie dabei aufmerksam und überdehnen Sie Ihre Augenmuskeln nicht. Sobald Sie eine Anstrengung in den Augen spüren, unterbrechen Sie die Übung und schließen Sie die Augenlider für ein paar Atemzüge, bevor Sie weitermachen.
3. Im Anschluss können Sie Ihre Augen nach links, dann nach rechts lenken und kreisende Bewegungen ausführen.
4. Schließen Sie nun Ihre Augen und nehmen Sie ein paar tiefe Atemzüge. Öffnen Sie die Augen langsam wieder und fahren Sie mit dem anderen Auge, wie zuvor beschrieben, fort.
5. Jetzt führen Sie die Übungsabfolge mit beiden Augen aus. Halten Sie dabei beide Augen geöffnet und bewegen Sie diese nach und nach in verschiedene Richtungen. Achten Sie auf eine gleichmäßige Atmung, blinzeln Sie ganz locker und lächeln Sie.

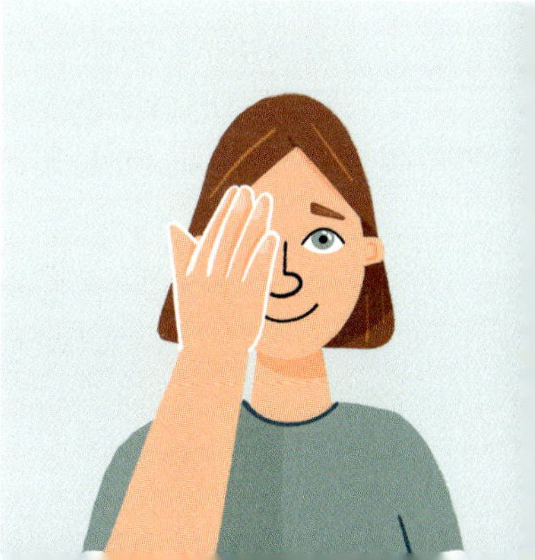

6. Führen Sie am Schluss die Augenbewegungsübungen mit geschlossenen Augenlidern aus. Beobachten Sie, welche Variante für Sie angenehmer ist, und bauen Sie diese immer wieder in den Alltag ein.

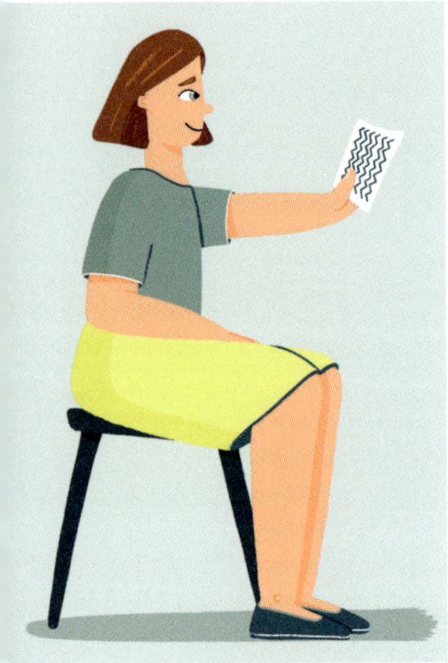

Augen folgen der Linie

Diese Übung lockert nicht nur die Augenmuskeln, sondern sorgt für eine bessere Kommunikation zwischen Auge und Gehirn. Das ermöglicht wiederum ein entspanntes Lesen von Dokumenten. Benutzen Sie dazu die Sehtafel von Seite 70.

1. Nehmen Sie die Sehtafel zur Hand und halten Sie diese in circa 30 Zentimetern Entfernung zu Ihren Augen. Fahren Sie nun mit den Augen von oben nach unten die Linien nach. Führen Sie die Bewegung langsam und behutsam aus und wandern Sie von links nach rechts. Atmen Sie bewusst, blinzeln Sie und spüren Sie in die Augenmuskeln hinein.
2. Setzen Sie jetzt im rechten unteren Eck der Sehtafel an und bewegen Sie die Augen von unten nach oben, Linie für Linie.
3. Drehen Sie nun die Tafel um 90 Grad und wiederholen Sie die Übung. Fangen Sie links an, gehen Sie nach rechts und kehren Sie wieder nach links zurück.
4. Schließen Sie jetzt die Augen und stellen Sie sich die verschiedenen Übungsvarianten vor, ohne die Augäpfel zu bewegen.
5. Wiederholen Sie die Übung mit gleichmäßiger Atmung mehrmals täglich, aber vor allem dann, wenn sich die Augen müde und angestrengt anfühlen.

Liegende Acht

Um die Verbindung zwischen der rechten und der linken Gehirnhälfte zu ermöglichen und gleichzeitig die Augen beweglich zu halten, kann die nachfolgende Übung ausgeführt werden.

1. Halten Sie vor die offenen Augen einen Daumen in circa 30 Zentimetern Entfernung. Bei dieser Übung malen Sie in der Luft mit dem Daumen eine liegende Acht und folgen

der Bewegung mit den Augen. Der Kopf ist dabei starr und geradeaus gerichtet, die Atmung ruhig und gleichmäßig. Fangen Sie mit dem rechten Daumen an und führen Sie ihn von der Mitte nach links oben und wieder nach unten, um die Acht von da aus zu vollenden. Fahren Sie viermal die liegende Acht mit Ihren Augen nach.

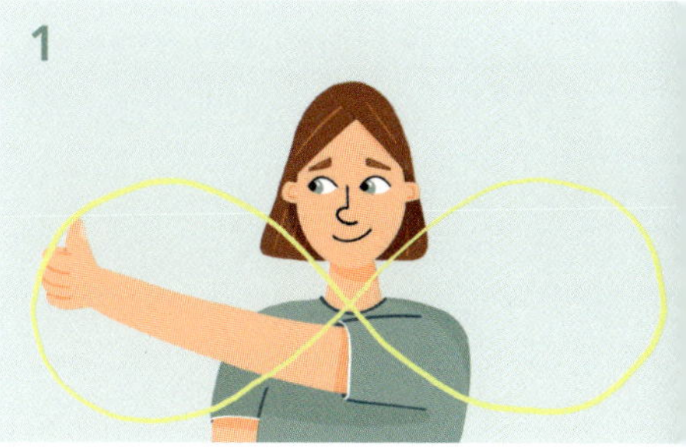

2. Anschließend bewegen Sie den linken Daumen von der Mitte nach rechts hoch und wieder herunter und zeichnen die Acht mit dem Daumen dann fertig. Führen Sie auch hier viermal diesen Bewegungsablauf durch.
3. Beenden Sie die Übung und schließen Sie für fünf Atemzüge Ihre Augen oder dunkeln Sie diese mit den Handflächen ab.

Tibetisches Rad

Diese Übung ist besonders bei vorhandener Hornhautverkrümmung hilfreich. Die Augen werden in verschiedenen steilen Winkeln im Kreis um die dargestellte Figur bewegt. Da die Augenmuskeln leicht gedehnt werden, ist es enorm wichtig, die Augen im Anschluss ausgiebig zu entspannen. Sie benötigen für diese Übung das nebenstehende tibetische Rad.

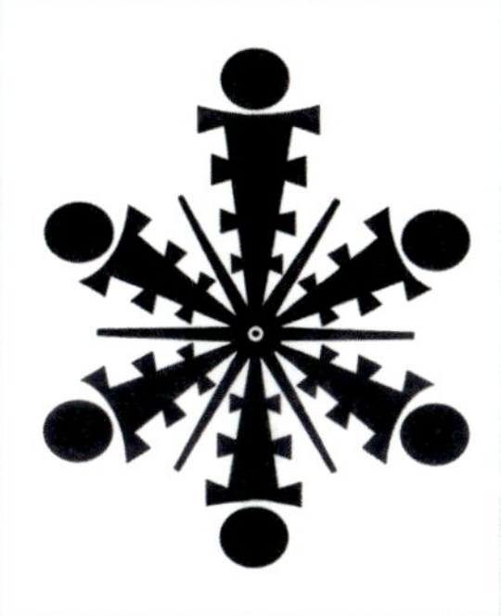

Da es sich hierbei um eine genormte Darstellung handelt, ist es empfehlenswert, das tibetische Rad in Echtgröße auf einem Blatt im DIN-A4-Format auszudrucken. Die Vorlage finden Sie unter dem angegebenen Link.

m-vg.de/link/augen_4

1. Halten Sie das tibetische Rad etwa zwei bis fünf Zentimeter vor Ihre Nasenspitze, diese soll direkt auf den weißen Kreis zeigen.
2. Atmen Sie ein und bewegen Sie die Augen am oberen linken Ast der Figur von der Mitte nach außen entlang. Hüpfen Sie dabei mit den Augen Stufe für Stufe hoch, bis Sie an der Kugel angekommen sind. Verweilen Sie dort für zwei Atemzüge mit einem weichen Blick und wandern Sie mit der Ausatmung langsam an dem rechts daneben liegenden Ast der Figur entlang nach unten.

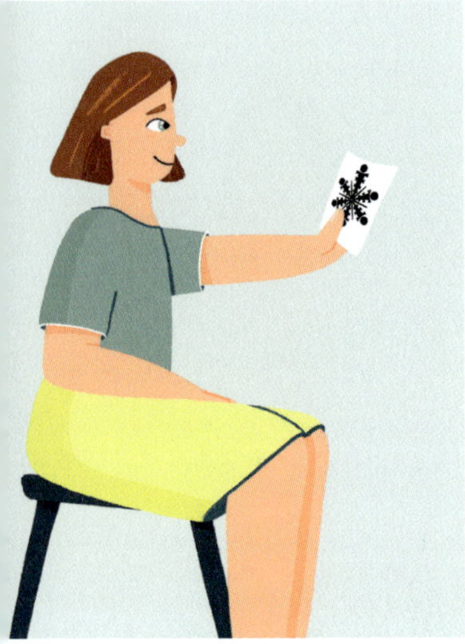

3. Wandern Sie weiter mit den Augen an jedem Ast des tibetischen Rads entlang und halten Sie den ganzen Körper dabei entspannt. Führen Sie die Übung im Uhrzeigersinn aus.
4. Entspannen Sie Ihre Augen, bevor Sie gegen den Uhrzeigersinn fortfahren – dunkeln Sie für drei Atemzüge Ihre Augen mit den Handflächen ab.
5. Führen Sie diese Übung mindestens einmal am Tag durch.

Hinweis: Bei starker Kurzsichtigkeit sowie Augenerkrankung die Maßnahme bitte zuerst mit dem Augenarzt abklären, um die Netzhaut nicht unnötig zu beanspruchen.

Blinzel-Challenge

Regelmäßiges Blinzeln dient der natürlichen Befeuchtung der Augen. Mit der Blinzel-Challenge verstärken Sie Ihre Tränenproduktion in Sekundenschnelle. Suchen Sie sich einen Ort, an dem Sie sitzend in die Weite schauen können. Legen Sie dort Ihre Brille ab, falls Sie eine tragen, nehmen Sie Platz und entspannen Sie sich.

1

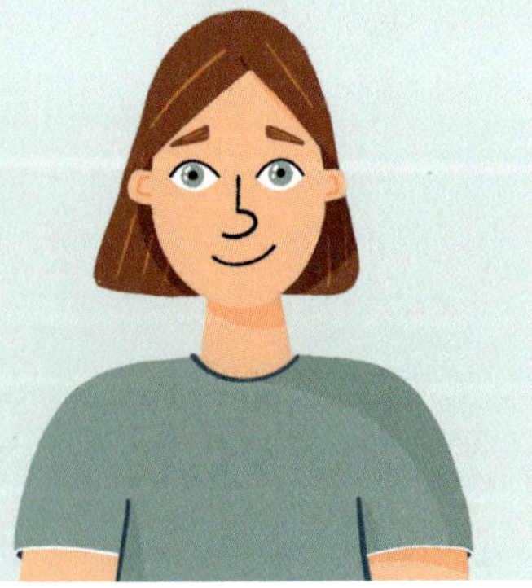

2

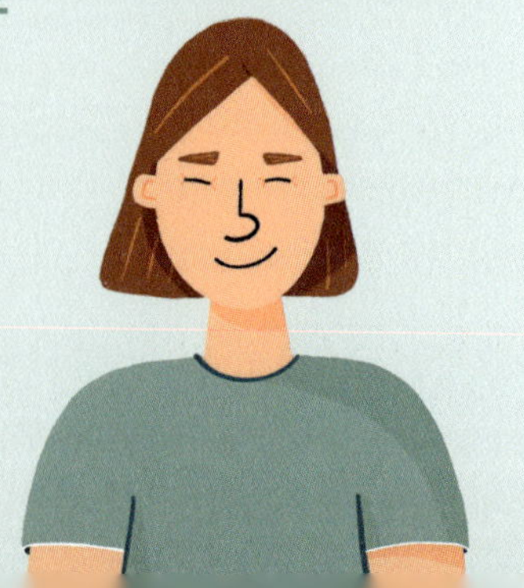

1. Bewegen Sie Ihre Augen behutsam in die Ferne und atmen Sie dabei gleichmäßig. Beobachten Sie, wie sich in diesem Moment Ihre Augen anfühlen. Sind sie eher trocken? Spannen die Augen? Blinzeln Sie nun locker fünfmal hintereinander.
2. Kneifen Sie die Augen ganz fest zusammen und atmen Sie zweimal tief ein und aus. Machen Sie anschließend die Augen weit auf und lassen Sie dabei die Augenbraue locker. Atmen Sie währenddessen weiter.

Wiederholen Sie diese Challenge dreimal hintereinander und vergleichen Sie, wie sich im Nachgang Ihre Augen anfühlen. Geht es Ihren Augen nach der Übung besser?

Objekte in der Ferne

Die nachfolgende Übung ist sehr zu empfehlen, um die Abhängigkeit von einer Brille zu reduzieren und achtsam mit den Augen umzugehen.

1+2

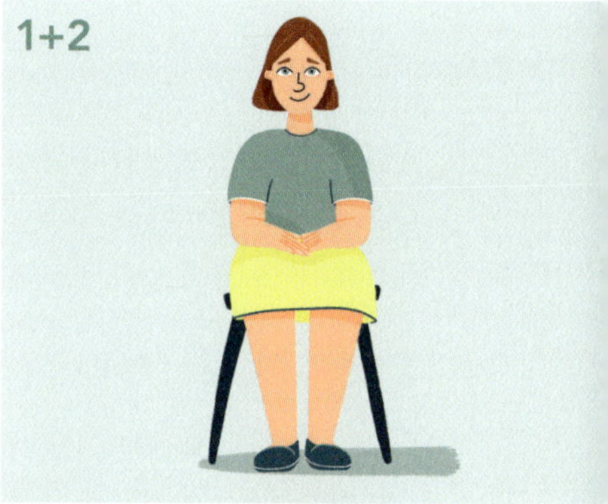

3

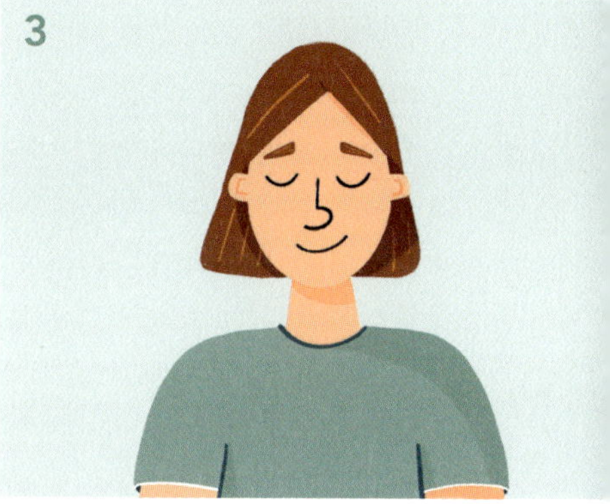

1. Setzen Sie sich entspannt hin. Stellen Sie beide Beine auf dem Boden auf und zaubern Sie in Ihr Gesicht ein Lächeln. Atmen Sie dreimal tief ein und aus und lassen Sie die Augen geöffnet. Nehmen Sie Ihre Brille herunter, falls Sie eine tragen, und richten Sie den Blick in die Ferne – vielleicht haben Sie die Möglichkeit, aus dem Fenster zu schauen. Atmen Sie tief ein und aus und nehmen Sie die Umgebung in Ihrer aktuellen Schärfe wahr. Versuchen Sie Ihre Augen ganz entspannt zu lassen, fangen Sie nicht an zu fokussieren.
2. Wandern Sie nun mit dem Blick an verschiedenen Objekten und Gegenständen entlang, die Sie wahrnehmen können.
3. Dabei atmen Sie fünfmal gleichmäßig ein und aus, blinzeln Sie locker und nehmen Sie das Sehen so an, wie es im Moment ist; spüren Sie in die Augen hinein. Sobald sich eine Anspannung bemerkbar macht, schließen Sie Ihre Augen.

Führen Sie die Übung öfter am Tag aus, aber vor allem dann, wenn die Augen angestrengt sind.

Flexibel in allen Bereichen

Wenn das Sehen nachlässt, ist dies zum größten Teil die Folge einer monotonen Nutzung der Augen. Charakteristisch ist, dass die Anpassungsfähigkeit der Augenlinse in allen Sehsituationen abnimmt – von nah nach fern oder von hell zu dunkel. Wenn eine vor einiger Zeit ausgemessene Brille zu schwach erscheint und eine erneute Augenmessung die verminderte Sehleistung bestätigt, so kann mit den folgenden Übungen die Elastizität der Augenlinse erhöht und die Spannung in den Muskeln abgebaut werden. Bilder, Farben, Details werden wieder mit Leichtigkeit erkannt, schnelle Aufnahme- und Reaktionsfähigkeit kehren zurück. Achten Sie während der Übung auf eine gleichmäßige Atmung und legen Sie Ihre Brille beiseite, falls Sie eine tragen.

Fließende Hand

Diese Übung eignet sich bestens für alle Arten von Fehlsichtigkeit, weil sie das Starren unterbricht, das natürliche Anpassungsvermögen der Augenlinse an verschiedene Entfernungen trainiert und somit ein klareres Sehen ermöglicht. Wenn Sie der Übungsbeschreibung folgen, decken Sie ein Auge ab und trainieren Sie mit dem geöffneten Auge, um dann die Augen zu wechseln. Bei vorhandenem Sehstärkenunterschied führen Sie diese Übung zehnmal mit dem schwächeren Auge und im Anschluss fünfmal mit dem stärkeren Auge aus. Haben die Augen die gleiche Sehstärke, so beginnen Sie das Training, indem Sie das dominante Auge zuerst mit der Handfläche zudecken. Hier gilt es, fünf Wiederholungen pro Auge durchzuführen.

1. Wenn Sie mit dem rechten Auge beginnen möchten, so legen Sie die linke Hand flach über das rechte Auge und kippen Sie die äußere Handkante leicht nach vorn, sodass Sie die seitlichen Bereiche wahrnehmen können. Der Blick ist dabei geradeaus gerichtet.

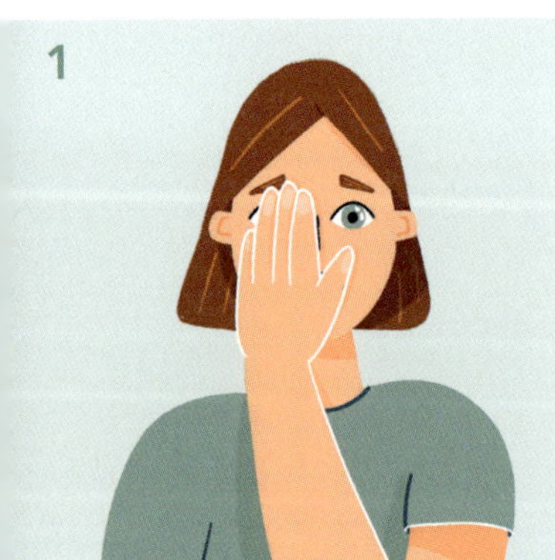

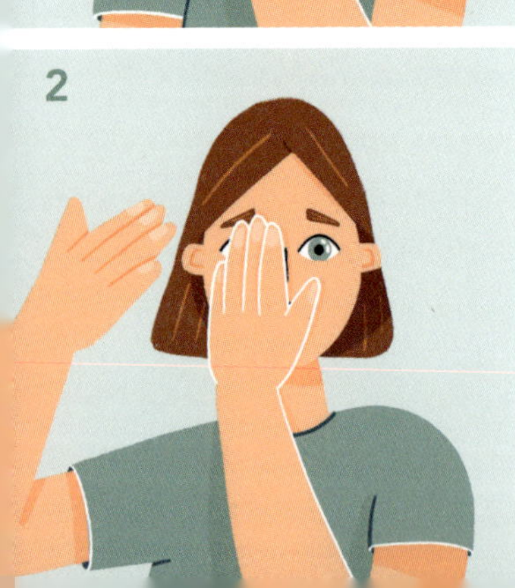

2. Heben Sie die rechte Hand seitlich auf Kopfhöhe, mit etwa 30 Zentimetern Abstand zum Kopf. Nun führen Sie diese Hand mit einer fließenden Bewegung nach vorn zum linken, offenen Auge. Der Arm bleibt dabei ausgestreckt und der Blick in die Ferne gerichtet. Wenn die fließende rechte Hand dem rechten Auge näherkommt, atmen Sie ein, blinzeln und schauen auf die Handfläche. Lassen Sie den Blick ganz entspannt und gleiten Sie mit Ihren Augen an den Fingern dieser Handfläche entlang. Bewegen Sie nun die rechte Hand bogenförmig auf die Höhe des rechten Ohrs. Schauen dabei mit dem linken Auge in die Ferne, atmen, blinzeln und nehmen Sie gleichzeitig die rechte Hand im Randbereich wahr.

Führen Sie die fließende Handbewegung mit dem anderen Auge wie beschrieben aus. Gönnen Sie ihren Augen anschließend Entspannung. Dunkeln Sie diese mit den Handflächen ab oder schließen Sie Ihre Augen für ein paar tiefe Atemzüge.

Blickverlagerung

Die Blickverlagerung aus der Nähe in die Ferne ist enorm wichtig, um aus der Starre herauszukommen, die Augen zu entspannen und diese gleichzeitig flexibel zu halten. Mit dieser Übung sorgen Sie bestens einer Augenermüdung vor – Sie können und sollten diese Übung in Ihren Alltag integrieren. Sind Sie stark kurzsichtig ab minus vier Dioptrien oder weitsichtig ab plus vier Dioptrien, so führen Sie die Übung mit der Fern- oder Übungsbrille aus. In allen anderen Fällen nehmen Sie die Brille herunter.

1. Unterbrechen Sie Ihre Arbeit, atmen, blinzeln und lächeln Sie leicht. Wenden Sie nun Ihren Blick zu etwas in ungefähr 6 Metern Entfernung – vielleicht haben Sie die Möglichkeit, aus dem Fenster zu schauen. Spüren Sie in die Augen hinein und wechseln Sie bewusst in ein verträumtes, unscharfes Sehen.
2. Wandern Sie mit Ihren Augen zu einem Objekt, das sich etwa 3 Meter vor Ihrer Nase befindet. Fixieren Sie es kurz, atmen Sie ein und aus – beim Ausatmen lassen Sie Ihren Blick wieder ganz entspannt werden.
3. Verlagern Sie nun langsam Ihre Augen auf einen Punkt, der sich nur wenige Zentimeter vor Ihnen befindet. Das kann Ihre Handfläche sein, ein Handy oder ein Dokument. Beim Ausatmen wechseln Sie in ein verträumtes, unscharfes Sehen.
4. Wenden Sie Ihren Blick wieder langsam in die Ferne, indem Sie an Objekten oder Gegenständen entlangwandern, die sich in verschiedenen Entfernungen befinden. Beim Einatmen wechseln Ihre Augen in einen fixierenden Modus, beim Ausatmen lassen Sie diese locker werden.
5. Entspannen Sie am Ende Ihre Augen ausgiebig, indem Sie die Augen schließen oder mit den Handflächen abdunkeln.

1–4

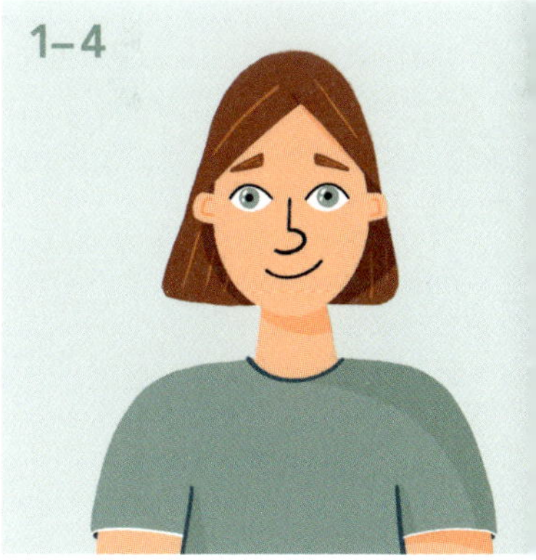

5

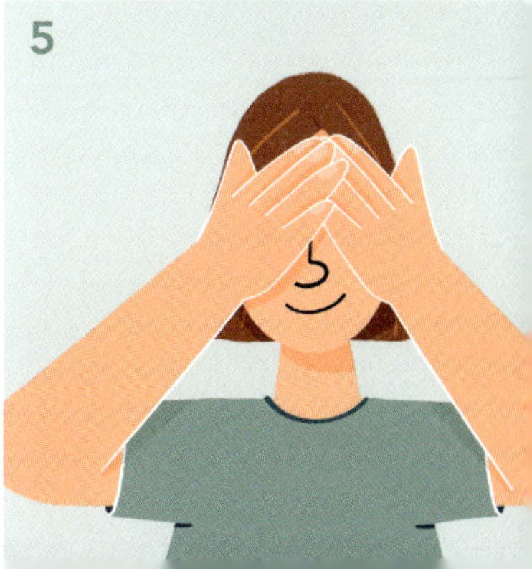

1

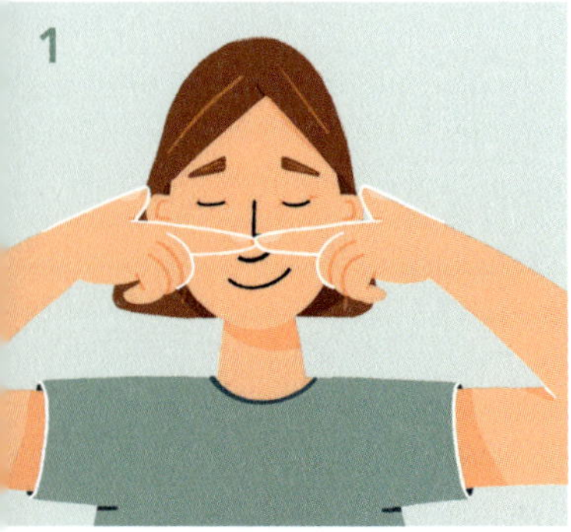

2

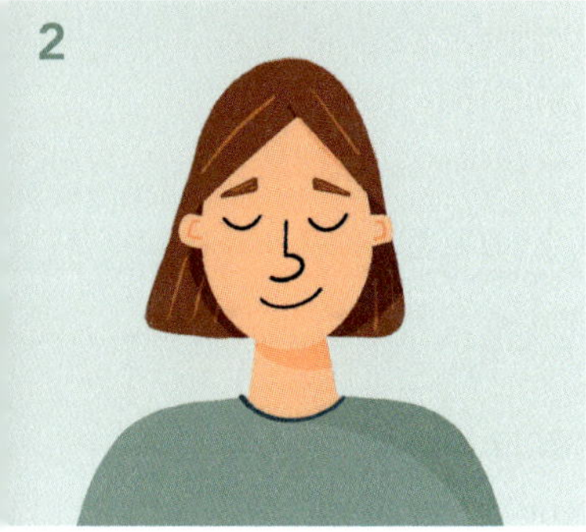

Verträumtes Fokussieren

Öfter das Sehen auf unscharf zu stellen ermöglicht Ihnen danach ein stressfreies Wahrnehmen und entspannt alle Augenmuskeln. Eine kleine, effektive Pause, die die Alltagsroutine durchbricht.

1. Nehmen Sie Ihre Brille herunter, schließen Sie Ihre Augen und beobachten Sie für ein paar Sekunden Ihre Atmung. Führen Sie dann Ihre beiden Zeigefingerspitzen zueinander und bringen Sie diese beim Einatmen zur Nasenspitze. Dort verbleiben diese, wobei Sie die geschlossenen Augen ebenfalls zur Nasenspitze richten.
2. Atmen Sie nun aus, lassen Sie die Hände locker und wechseln Sie in einen imaginären Fernblick, indem Sie Ihre geschlossenen Augen ganz locker werden lassen. Anschließend machen Sie Ihre Augenlider unter leichtem Blinzeln auf.

Wiederholen Sie diese Übung fünfmal hintereinander.

1

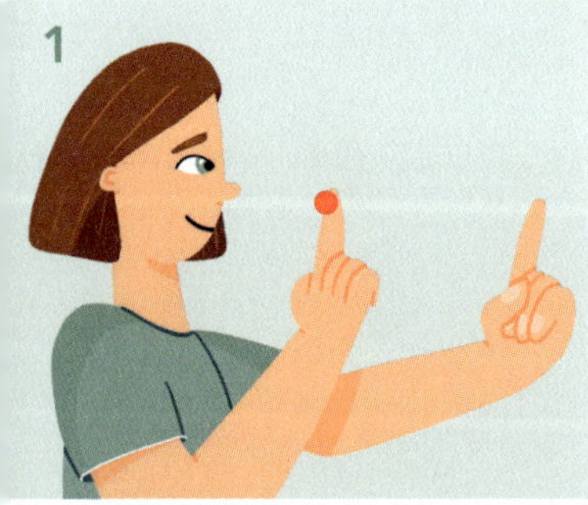

2

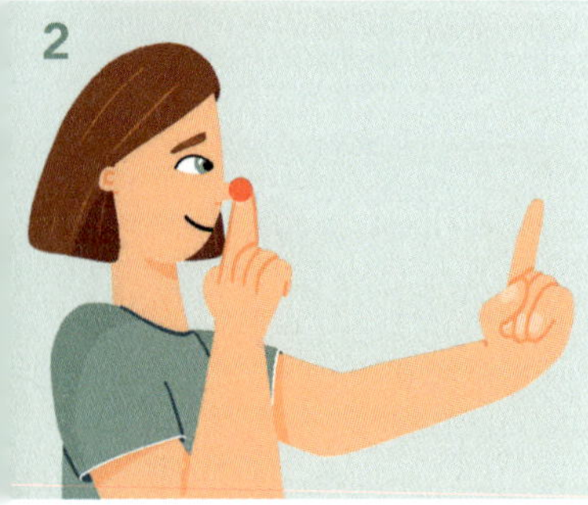

Finger-Augen-Bewegung

Diese Übung verhilft Ihnen zu klarerer Sicht, denn Sie trainieren gleichzeitig die Flexibilität der Augenlinse und die Zusammenarbeit beider Gehirnhälften. Testen Sie Ihr Sehen ohne Brille im nahen Bereich zuvor mit dem beigefügten Lesezeichen und vergleichen Sie dieses Ergebnis mit dem, das Sie nach der durchgeführten Übung haben. Sie werden staunen, wie Sie auf einmal schon etwas deutlicher lesen können. Am effektivsten ist diese Übung, wenn sie ohne jegliche Sehhilfe ausgeführt wird.

1. Halten Sie den Zeigefinger der einen Hand in einem Abstand von etwa 20 Zentimetern vor die Nase und den Finger der anderen Hand ungefähr weitere 20 Zentimeter in der Reihe dahinter. Der längere Arm ist beinahe ganz ausgestreckt, wobei die beiden Finger eine Linie bilden. Blicken Sie nun auf

den vorderen Finger, nehmen Sie den hinteren doppelt und leicht verschwommen wahr. Behalten Sie diese prinzipielle Ausrichtung des Blicks während der Übung bei.

2. Atmen Sie ein und bewegen Sie den vorderen Finger langsam zur Nasenspitze. Der Fokus bleibt auf diesem Finger. Atmen Sie nun aus und führen Sie den Finger wieder in die Ausgangsposition. Während der Fingerbewegung nehmen Sie die hinteren Finger doppelt wahr und achten Sie auf eine gleichmäßige Atmung.

Wiederholen Sie diese Übung dreimal hintereinander und entspannen Sie am Ende Ihre Augen ausgiebig, indem Sie die Augen schließen oder mit den Handflächen abdunkeln, wie es auf Seite 81 beschrieben wird. Anschließend werfen Sie einen prüfenden Blick auf das Lesezeichen – sehen Sie jetzt klarer?

Fernblick-Lauf

Beim Fernblick-Lauf erwartet Sie ein lebendiges Wechselspiel zwischen Nähe und Ferne. Dies hilft den Augenlinsen elastischer und dem Körper beweglicher zu werden. Besonders als Kurzsichtiger profitieren Sie von dieser Übung – Sie bemerken schnell die dabei entstehende Sehverbesserung, wenn Sie im Nachgang Ihre Brille wieder aufsetzen und die Sehtafel betrachten.

Für diese Übung benötigen Sie die gleiche Sehtafel wie für »Das Sehen in die Ferne messen«.

1. Benutzen Sie für diese Übung die Sehtafel von Seite 70 und hängen Sie diese auf Augenhöhe an eine Wand. Nehmen Sie Ihre Brille herunter und stellen Sie sich so hin, dass Sie die Zeichen in einem von Ihnen ausgewählten Bereich gerade noch erraten können. Sollte Ihre Brille so stark sein, dass Sie die größten Zeichen nicht erkennen können, so führen Sie die Übung mit einer Übungsbrille aus.
2. Ist ein Sehstärkenunterschied vorhanden, so führen Sie diese Übung zehnmal mit dem schwächeren Auge aus und anschließend fünfmal mit dem stärkeren Auge. Bedecken Sie dabei ein Auge behutsam mit der Handfläche. Beenden Sie das Programm mit beiden Augen zusammen.

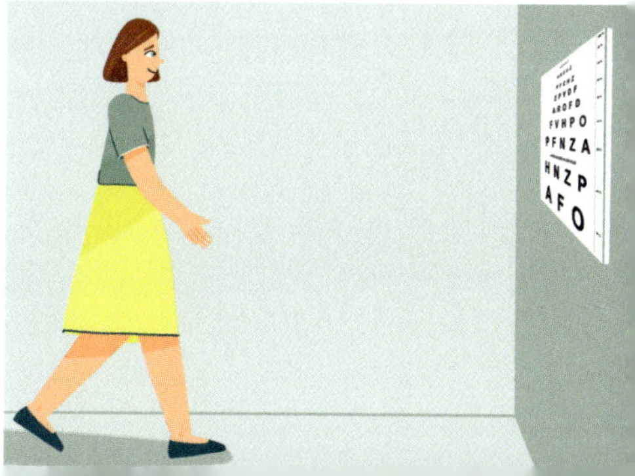

3. Bewegen Sie sich nun schrittweise mit dem entspannten Blick zur Sehtafel gerichtet nach vorn und dann wieder mehrere Schritte zurück.

Wiederholen Sie dies dreimal in Folge und achten Sie immer auf eine gleichmäßige Atmung, lockeres Blinzeln und natürlich auf eine aktive Entspannung der Augen. Vergessen Sie nicht, die Sehschärfe nach der Übungsdurchführung zu prüfen.

Den Blickwinkel erweitern

Durch das permanente und konzentrierte Schauen auf ein bestimmtes Objekt wird zum größten Teil die Makula, die Stelle des schärfsten Sehens, überbeansprucht. Die äußeren Netzhautschichten dagegen werden vernachlässigt. Immerhin wird das Sehen nur zum einen über die Sehschärfe bestimmt, zum anderen ist ebenfalls das Wahrnehmen entscheidend, und dieses findet nicht in zentralen, sondern in peripheren Arealen der Netzhaut statt. Beim Üben geht es darum, sich gesünderes Sehverhalten anzutrainieren, das scharfe Sehen zu entlasten und das Potenzial der peripheren Sinnesareale voll auszuschöpfen.

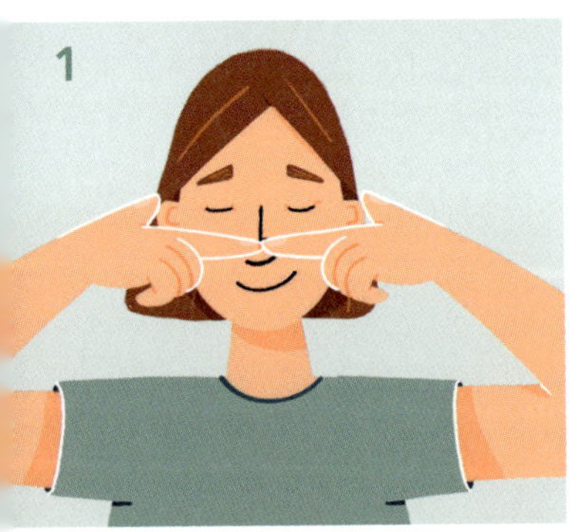

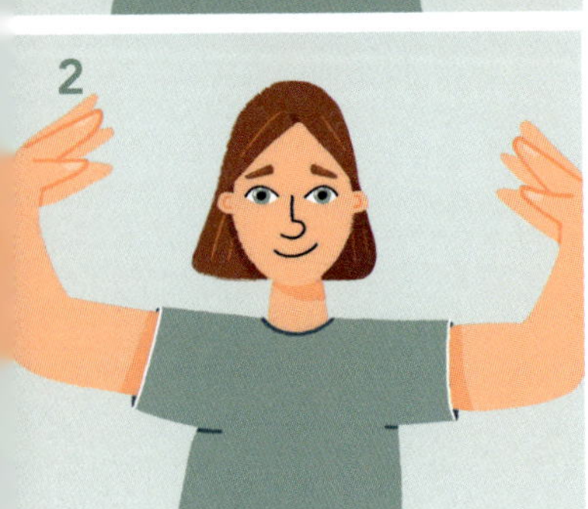

Peripherie anregen

Mit dieser Übung können Sie das periphere Sehen stärken, was insbesondere bei Kurzsichtigkeit oder bei hohem PC-Konsum wichtig ist.

1. Setzen Sie sich entspannt hin und stellen Sie beide Beine auf dem Boden auf. Atmen Sie tief ein und aus und nehmen Sie Ihre Brille herunter. Atmen Sie ein, bringen Sie die Zeigefinger der rechten und linken Hand vor den Augen zusammen, führen Sie diese zur Nasenspitze und verfolgen Sie mit den Augen die Bewegung der Finger.
2. Atmen Sie aus, lösen Sie die Finger voneinander und platzieren Sie sie rechts und links seitlich neben dem Kopf. Ihr Blick ist dabei geradeaus gerichtet und Sie nehmen im Randbereich die Finger wahr, die sich leicht bewegen.

Spielen Sie mit Ihren Fingern und bewegen Sie diese mal vor und zurück, mal hoch und herunter. Führen Sie die Übung dreimal hintereinander aus.

Weiß malen

Die weiße Farbe enthält alle Farbspektren. Bei näherer Betrachtung hilft sie, die Augen zu entspannen, Kontraste besser wahrzunehmen und die Lichtempfindlichkeit zu reduzieren. Hier werden nicht nur die Makula, sondern auch die äußeren Netzhautschichten stimuliert, die für das Hell- und Dunkelsehen zuständig sind.

1. Suchen Sie sich einen gut ausgeleuchteten Platz. Setzen Sie sich entspannt hin und stellen Sie beide Beine auf dem Boden auf. Atmen Sie tief ein und aus und nehmen Sie Ihre Brille herunter.
2. Halten Sie ein weißes, unbeschriftetes Blatt circa 20 Zentimeter vor Ihre Augen. Atmen Sie ruhig und gleichmäßig und wandern Sie mit Ihren Augen am Blatt entlang vom oberen linken zum oberen rechten Rand und im Uhrzeigersinn weiter nach unten, bis Sie in der unteren rechten Ecke angelangt sind – lenken Sie den Blick so, als ob Sie etwas lesen würden.
3. Dunkeln Sie anschließend Ihre Augen mit den Handflächen ab und stellen Sie sich etwas Weißes oder eine wunderschöne Schneelandschaft vor. Malen Sie sich dieses Bild aus – so stärken Sie die Erinnerungskraft und die Wahrnehmung.

1

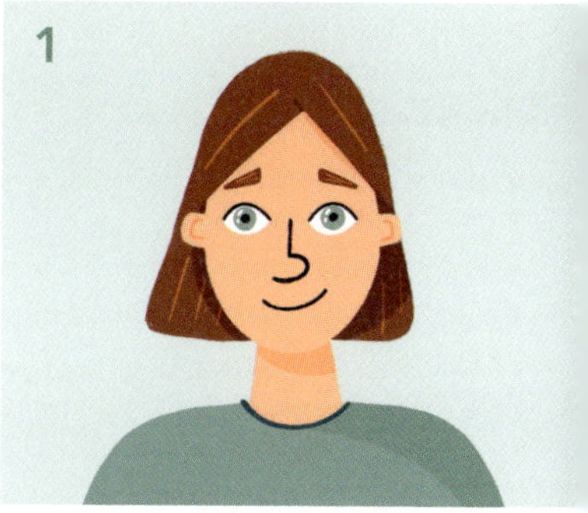

2

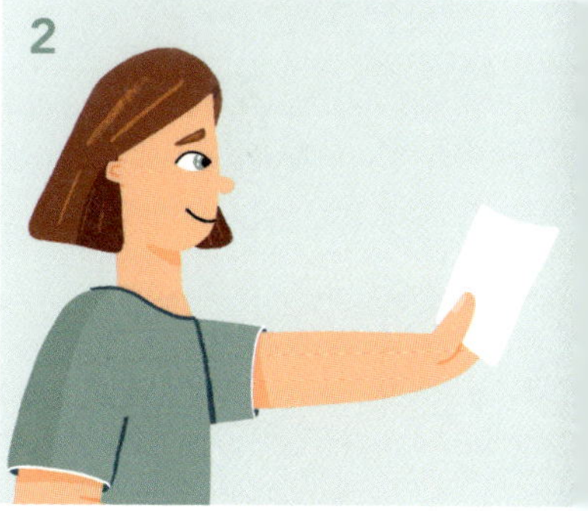

3

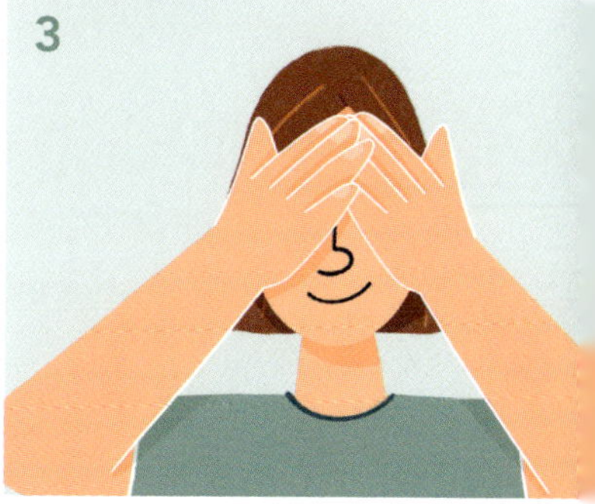

Wiederholen Sie diese Übung dreimal hintereinander.

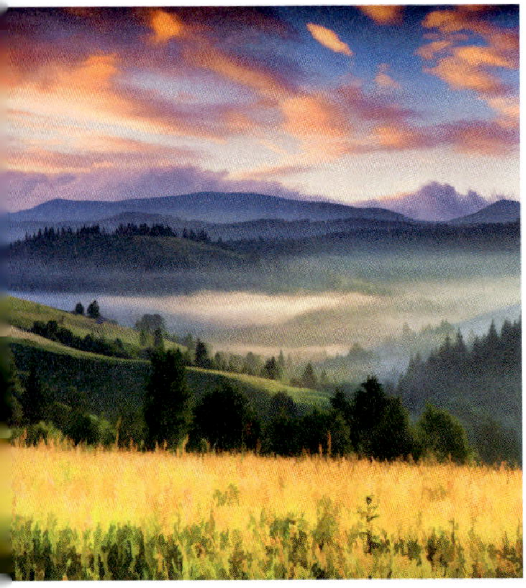

Farbübung

Die Makula, die Stelle des schärfsten Sehens, ist für das farbige Sehen zuständig. Diese Übung hilft ihr dabei, sich zu regenerieren.

1. Nehmen Sie Ihre Brille herunter und halten Sie ein Foto, eine schöne Ansichtskarte oder die Sehtafel von Seite 70 in der Hand.
2. Seien Sie mit der Aufmerksamkeit bei Ihrer Atmung, diese sollte gleichmäßig sein. Schauen Sie eine möglichst farbenfrohe Karte mit einem entspannten Blick an und wandern Sie mit den Augen an dem, was dargestellt ist, entlang.
3. Erfreuen Sie sich an den wunderschönen bunten Farben und stellen Sie sich vor, Sie würden diese mit den Augen einatmen.
4. Schließen Sie im Nachgang Ihre Augenlider und stellen Sie sich die Farben noch intensiver, kräftiger und bunter vor. Machen Sie dann die Augen wieder auf und beobachten Sie den Kontrast.
5. Diese Übung können Sie auch in der Natur ausführen, indem Sie hier Objekte ganz bewusst betrachten. Während einer Wanderung bietet sich hierfür beispielsweise die Gelegenheit, im Urlaub am Meer oder in Ihrem Garten mit den bunten Blumen.

Scheuklappen

Diese Übung, die Sie ohne Brille ausführen, hilft Ihnen, die Wahrnehmung zu steigern und den Blickwinkel zu erweitern. Sie ist super geeignet, wenn Sie mal vor lauter Bäumen den Wald nicht mehr sehen können.

1. Stehen Sie auf, lockern Sie sich ein wenig und atmen Sie tief ein und aus. Halten Sie beide Augen geöffnet und platzieren Sie eine Handfläche hochkant in der Mitte des Gesichts auf der Nase, die Finger sind geschlossen. Versuchen Sie nun, ein paar Schritte zu gehen, und nehmen Sie wahr, wie groß oder klein der sichtbare Bereich ist. Beobachten Sie dabei Ihre Augen, die Atmung und Ihren Körper.

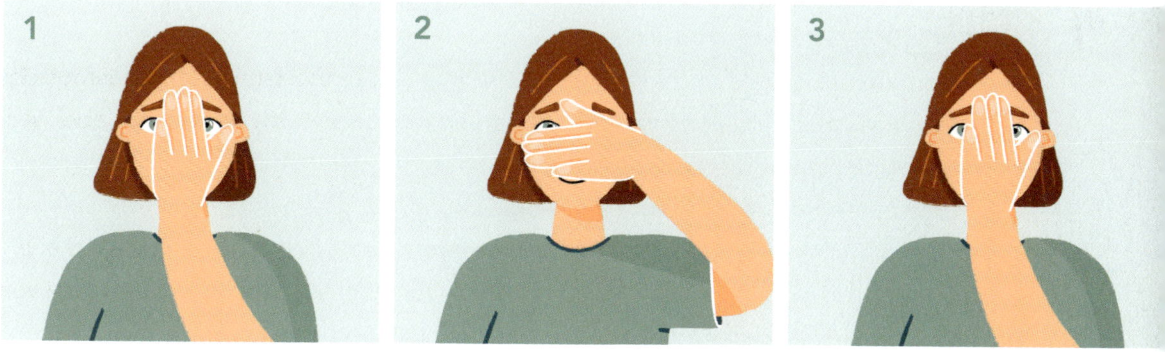

2. Lösen Sie die Hand und platzieren Sie sie diesmal quer vor Ihrem Gesicht auf der Nase. Wagen Sie wieder ein paar Schritte und nehmen Sie alles wahr, was Ihnen während dieser Übungsvariante auffällt.
3. Legen Sie zuletzt die Handfläche wieder hochkant auf die Nase, bewegen Sie sich und beobachten Sie nun die verglichen mit dem ersten Durchlauf veränderte Wahrnehmung. Lösen Sie die Hände und genießen Sie einen klaren, entspannten Blick mit beiden Augen.

Diese Übung können Sie öfter am Tag ausführen.

Nachtspaziergang

Diese Übung eignet sich für alle, die viel vor dem Computer arbeiten oder die stark dem Tageslicht ausgesetzt sind. Die Sinneszellen auf der Netzhaut, die für das Dämmerungssehen zuständig sind, werden bei Dunkelheit aufgetankt und die Augen aktiv entspannt.

Gehen Sie bei Dämmerung nach draußen und unternehmen Sie, wenn möglich ohne Brille, einen kleinen Spaziergang. Nehmen Sie die Stille wahr, tanken Sie die frische Luft und achten Sie auf alles, was Ihnen begegnet. Beobachten Sie, wie Sie Ihre Augen bewegen, wenn Sie in der Dunkelheit etwas genauer erkennen müssen. Richten Sie Ihren Blick zum Himmel und zählen die Sterne, falls welche vorhanden sind. Ein abendlicher Spaziergang führt zu zusätzlicher Entspannung – nicht nur der Augen, sondern auch von Körper und Geist –, sorgt für einen erholsamen Schlaf und trägt somit zur Stärkung des Immunsystems bei.

Gehirnjogging für die Augen

Um ein optimales Sehgefühl zu erhalten, sollten beide Augen am Sehen beteiligt sein, was jedoch durch die PC-Arbeitsplätze oft beeinträchtigt wird. Bedingt durch die Zweidimensionalität, die während der Arbeit am Computer gegeben ist, kann es unbemerkt zum stressbedingten Abschalten eines Auges kommen. Das Sehen wechselt somit in einen unnatürlichen Modus, was das Gehirn enorm Kraft kostet. Mit den folgenden Übungen wird das balancierte Zusammenspiel von rechter und linker Gehirnhälfte initiiert und beide Augen werden am Sehprozess aktiv beteiligt. Sie können so bessere Konzentrationsfähigkeit, nachlassenden Kopfschmerz und gesteigerte räumliche Wahrnehmung erreichen. Die hier vorgestellten Übungen bauen in Ihrer Intensität aufeinander auf und sollten in dieser Reihenfolge ausgeführt werden.

Überkreuzübungen

Die Sehentwicklung beginnt im Kindesalter. Durch das Krabbeln werden neue Gehirnbahnen gebildet, die für das Sehen mit beiden Augen benötigt werden.

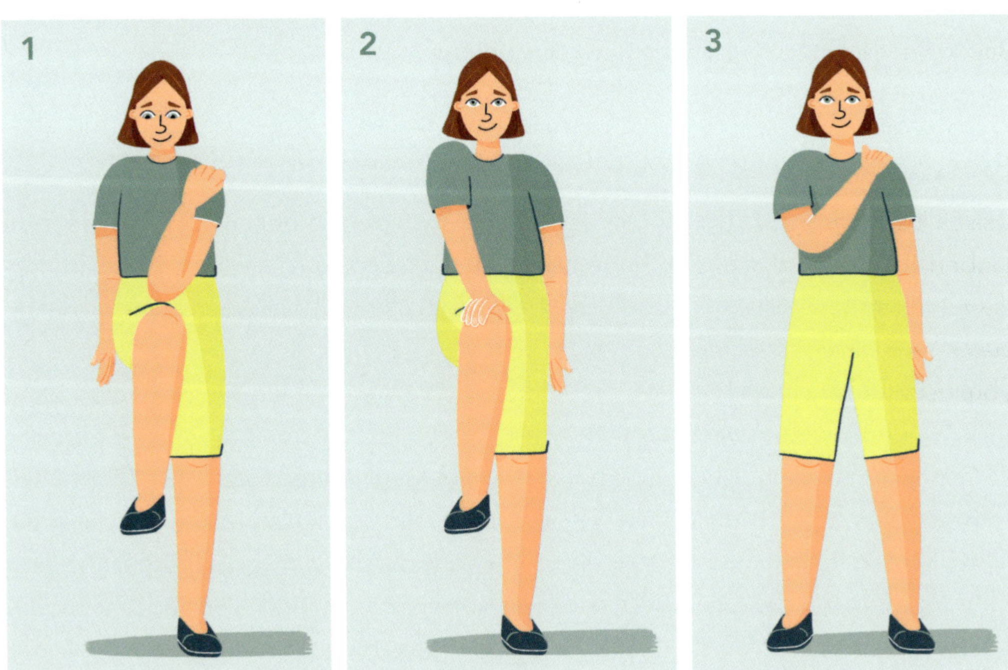

Mit den Überkreuzübungen kann das auf der körperlichen Ebene nachgeholt werden, wenn zum Beispiel Koordinationsschwierigkeiten vorhanden sind oder ein Schielen festgestellt wurde. Das ist auch eine Grundübung für das dreidimensionale Sehen, unabhängig davon, wie stark die Sehleistung oder Sehstärke beider Augen voneinander abweicht. Sollten Sie Schwierigkeiten mit den weiteren, unter der Überschrift »Gehirnjogging für die Augen« vorgestellten Übungen haben, so führen Sie zuerst diese hier aus.

1. Stellen Sie sich entspannt hin und nehmen Sie Ihre Brille herunter. Führen Sie den rechten Ellenbogen zum linken Knie und dann den linken Ellenbogen zum rechten Knie. Im Wechsel führen Sie das sechsmal hintereinander aus.
2. Anschließend bringen Sie die rechte Hand zum rechten Knie und die linke Hand zum linken Knie – Sie tun dies abwechselnd jeweils wieder sechsmal hintereinander.
3. Legen Sie nun die rechte Hand auf die linke Schulter und ziehen Sie die Hand diagonal über die Vorderseite des Körpers bis zur gegenüberliegenden Hüfte nach unten. Wiederholen Sie diese Übung mit der linken Hand und führen Sie auch diese im Wechsel sechsmal hintereinander aus.

Bauen Sie diese Übungsabfolge nach Bedarf in den Alltag ein.

Fliegende Würstchen

Dieses lustige Sehspiel ermöglicht Ihnen nicht nur, die Wahrnehmung zu schulen. Sie zaubert Ihnen überdies fast automatisch ein Lächeln auf Ihre Lippen und durchbricht die Alltagsroutine. Führen Sie diese Übung ohne Sehhilfe aus, wenn die Augenstärken gleich sind, ansonsten benutzen Sie Ihre Fern- oder Übungsbrille dazu.

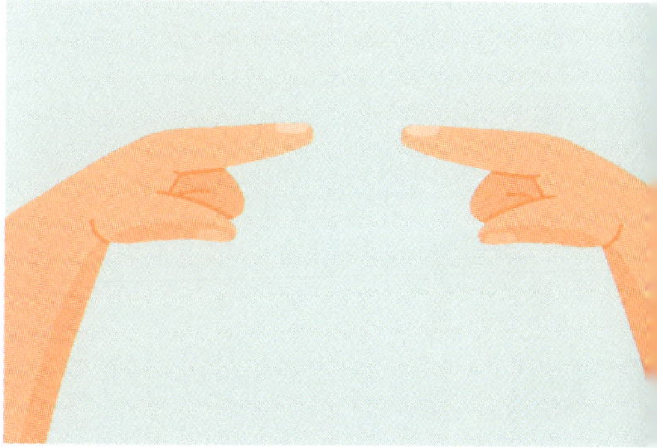

1. Setzen Sie sich entspannt hin und stellen Sie beide Beine auf dem Boden auf. Atmen Sie tief ein und aus und nehmen Sie Ihre Brille herunter. Halten Sie die Zeigefinger beider Hände mit den Fingerkuppen ungefähr 30 Zentimeter vor Ihrer Nase aneinander.

2. Verlagern Sie nun Ihren Blick in eine weitere Entfernung und schauen Sie einen beliebigen Gegenstand hinter den Fingern an.
3. Bilden Sie eine Lücke zwischen den Fingerkuppen, indem Sie diese etwa 2 Zentimeter voneinander entfernen. Nun sollte eine Würstchenkette sichtbar werden.
4. Sobald Sie die Finger gegenseitig hoch und runter bewegen, fangen die imaginären Würstchen an zu tanzen.

Führen Sie dieses Sehspiel mit fünf tiefen Atemzügen aus und schließen Sie im Nachgang Ihre Augen.

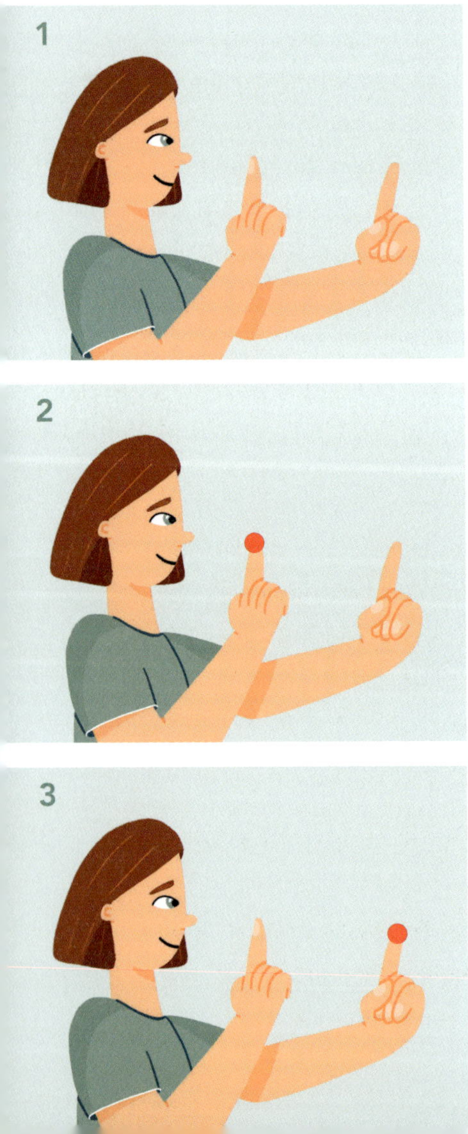

Fingertor

Diese Übung hilft Ihnen, den sogenannten Sehstress zu erkennen, zu reduzieren sowie gleichzeitig zu mehr innerer Ruhe zu gelangen. Außerdem finden Sie in ihr eine sehr effektive Selbstreflexionsübung, die schon im vorderen Bereich des Buches bei den Augentests für zu Hause erwähnt wurde. Bei unterschiedlicher Sehleistung oder Sehstärke beider Augen versuchen Sie diese Übung mit Ihrer Fern- oder Übungsbrille auszuführen.

1. Setzen Sie sich entspannt hin und stellen Sie beide Beine auf dem Boden auf. Atmen Sie tief ein und aus und nehmen Sie Ihre Brille herunter. Halten Sie nun in einem Abstand von etwa 20 Zentimetern einen Finger vor die Nase und den Finger der anderen Hand ungefähr 20 Zentimeter in einer Reihe dahinter.
2. Blicken Sie mit zwei tiefen Atemzügen auf den vorderen Finger und nehmen Sie den hinteren doppelt und leicht verschwommen wahr.
3. Wechseln Sie nun den Blick und schauen Sie ebenfalls mit zwei tiefen Atemzügen auf den hinteren Finger. Nun nehmen Sie den vorderen doppelt wahr. Versuchen Sie mit gleichmäßiger, ruhiger Atmung den

Blickwechsel zu vollziehen und einmal den vorderen Finger, einmal den hinteren in den Fokus zu nehmen. Der Fokus bleibt circa drei Sekunden auf einem Finger.

Sollte es Ihnen Schwierigkeiten bereiten, das gewünschte Bild zu halten, ist das ein Zeichen dafür, dass Sie sich in einem Sehstressmodus befinden und unter diesem das Sehen mit beiden Augen leidet. Jetzt wäre die höchste Zeit, die Arbeit kurz zu unterbrechen und eine Pause einzulegen. Schließen Sie Ihre Augen, atmen Sie tief ein und aus und bewegen Sie sich ein paar Schritte. Anschließend führen Sie die Übung abermals aus und kontrollieren, ob es jetzt besser geht.

Schnurübung

Um das Sehen mit beiden Augen zu unterstützen, hat sich die folgende Übung als hilfreich erwiesen. Sie können sie auf vielerlei Weise einsetzen. Bei gleicher Sehleistung oder Sehstärke beider Augen führen Sie sie ohne Brille aus, bei unterschiedlicher Sehleistung oder Sehstärke benutzen Sie Ihre Fern- oder Übungsbrille dazu. Oft wird diese Übung auch als visuelle Zahnbürste bezeichnet, weil sie sehr effektiv ist. Hier werden zusätzlich die Augen bewegt sowie auf verschiedene Entfernungen eingestellt und es wird die Wahrnehmung geschult.

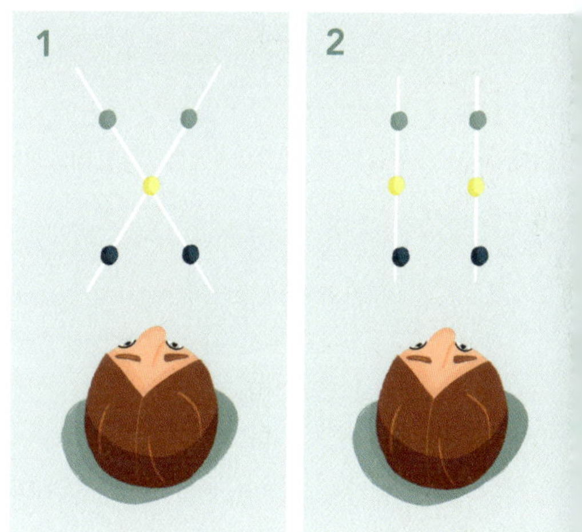

1. Sie brauchen eine ein Meter lange Schnur und drei Perlen, die Sie auf die Schnur fädeln. Befestigen Sie ein Ende der Schur an einem Fenstergriff und halten Sie das andere Ende an die Nase. Stellen Sie sich so hin, dass die Schnur waagrecht zwischen Befestigung und Ihrer Nase verläuft. Platzieren Sie die erste Perle in etwa 20 Zentimetern Abstand vor der Nasenspitze und die anderen Perlen jeweils 20 Zentimeter versetzt dahinter.
2. Fokussieren Sie zuerst die erste Perle und wechseln Sie mit dem Blick von Perle zu Perle vor und zurück.
3. Während Sie die erste Perle anschauen, erscheinen Ihnen die zweite und die dritte Perle doppelt. Die Schnur kreuzt sich dabei in der anvisierten Perle und bildet rein

optisch ein X oder manchmal auch ein Y – beide Varianten sind zu Beginn der Übung korrekt, wobei ein X angestrebt wird.

4. Beobachten Sie das Sehspiel, während Sie mit Ihrem Blick ein paarmal von Perle zu Perle wandern. Ziel soll sein, die anvisierte Perle einfach zu sehen und das X in der anvisierten Perle entstehen zu lassen und die anderen Perlen doppelt wahrzunehmen.
5. Haben Sie Schwierigkeiten, diese Übung auszuführen, so dunkeln Sie Ihre Augen mit den Handflächen für ein bis zwei Minuten ab.
6. Im Nachgang verändern Sie die Abstände zwischen den Perlen, indem Sie die erste 30 Zentimeter vor Ihrer Nase platzieren und die anderen ebenfalls in jeweils 30 Zentimetern Entfernungen zueinander. Führen Sie die Übung erneut aus. Variieren Sie gern die Abstände zwischen den Perlen.
7. Sollte Ihnen diese Übung weiterhin Schwierigkeiten bereiten, so führen Sie zunächst die Überkreuzübung auf Seite 102 durch. Nach einem Zeitraum von drei Wochen führen Sie diese Übung hier erneut durch.
8. In der zweiten Variante, welche Sie anschließend ausführen sollten, nehmen Sie die Schur vom Fenstergriff herunter und halten Sie das eine Ende der Schnur mit einer Hand vor Ihre Nase. Das andere Ende nehmen Sie zwischen zwei Finger der anderen Hand, die Sie vor sich austrecken. Verlagern Sie den Blick in die Ferne, während Sie in ein verträumtes, unfokussiertes Sehen wechseln, und nehmen zwei parallele Schnüre wahr.
9. Entspannen Sie Ihre Augen ausgiebig nach dieser Übung und dunkeln Sie Ihre Augen ab, wie es auf Seite 81 beschrieben wird.

Verschmelzende Bilder

Diese Übung hat sich bei allen Formen von Fehlsichtigkeit bewährt, da sie die Fähigkeit, sich zu fokussieren, trainiert. Durch dieses Training können Sie Ihre Konzentration und die Aufmerksamkeitsspanne steigern. Achten Sie auch hier ebenfalls auf die eventuell vorhandenen Unterschiede zwischen beiden Augen. Bei gleicher Sehleistung der Augen führen Sie die Übung ohne Brille aus, bei unterschiedlicher setzen Sie die Fern- oder Übungsbrille auf.

1. Benutzen Sie die Sehtafel aus dem Anhang und halten Sie diese ganz dicht an die Nase. Versuchen Sie dabei, den Blick ganz entspannt und locker zu lassen, so als

ob Sie durch die Tafel hindurchschauen würden. Entfernen Sie jetzt die Tafel ganz langsam ein paar Zentimeter von Ihren Augen. Nun müsste in der Mitte ein weiteres Bild mit drei ineinanderliegenden Kreisen und zwei Balken daneben erscheinen. Dabei liegen die Buchstaben R und L bündig übereinander und das mittlere Bild wirkt dreidimensional.

2. Versuchen Sie jetzt, das Bild mit Ihren Augen zu halten und den Arm langsam auszustrecken. Wenn Ihnen das gelungen ist, lösen Sie den Blick von der Sehtafel, richten ihn für zwei tiefe Atemzüge aus dem Fenster und schauen dann erneut auf die Tafel. Nun müsste das fusionierte Bild wieder sichtbar sein.
3. Im nächsten Durchgang halten Sie die Sehtafel mit Ihrer Hand etwa 20 Zentimeter entfernt vor Ihre Augen. Platzieren Sie den Zeigefinger der anderen Hand in der Mitte zwischen Sehtafel und Auge. Nun schauen Sie auf den Finger und nehmen wieder in der Mitte das dreidimensionale Bild mit zwei ineinanderliegenden Kreisen und zwei Balken daneben wahr. Lösen Sie den Blick von der Sehtafel und schauen Sie durch ein Fenster. Nach erneutem Blicken auf den vorderen Finger müsste das fusionierte Bild wieder sichtbar sein – auch hier macht Übung den Meister.

Diese Übung können Sie öfter, aber mindestens einmal am Tag ausführen. Am Schluss sollten sich Ihre Augen ausgiebig erholen, zum Beispiel, indem Sie sie mit den Händen abdunkel. Gelingt Ihnen diese Übung nicht gleich beim ersten Mal, so ist es kein Grund zur Beunruhigung. Versuchen Sie es zu einem späteren Zeitpunkt noch einmal.

1

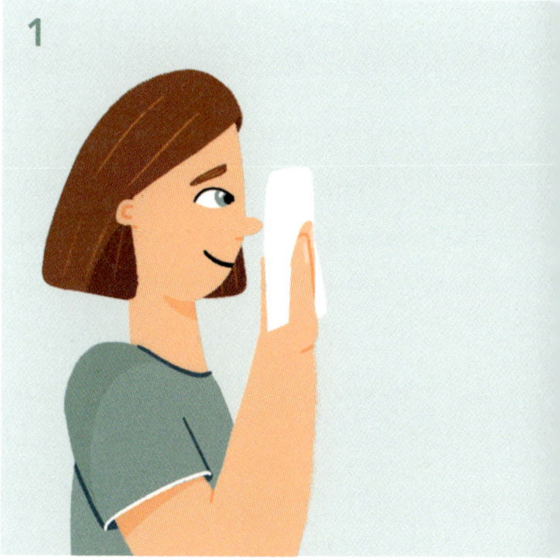

2

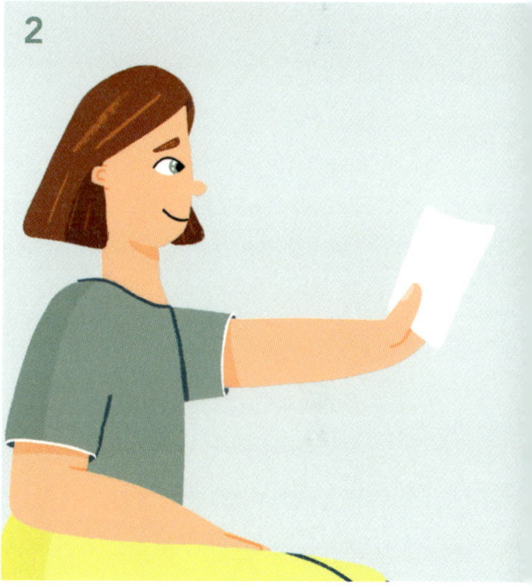

3

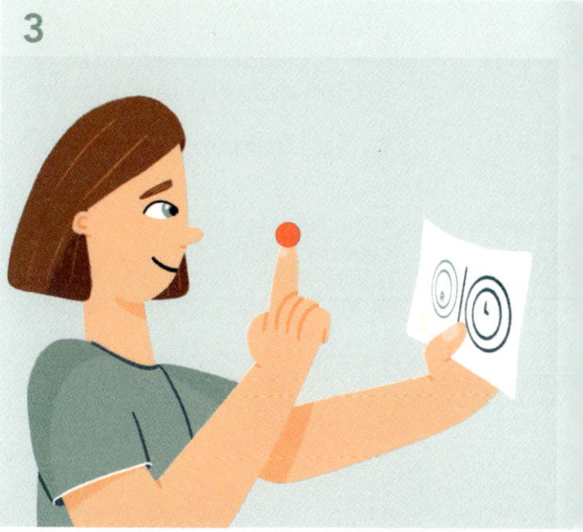

Eigene Sehoptimierungsprogramme erstellen

Um Seheinschränkungen zu beseitigen oder einzudämmen, ist es nicht zielführend, allein eine Vielfalt an Sehübungen auszuführen. Vielmehr wird auch eine andere Sicht auf bestimmte Themen benötigt. Deshalb lernen Sie zu Beginn jedes Sehoptimierungsprogramms ganzheitliche Maßnahmen kennen, die Ihnen helfen, die Ursachen Ihrer Fehlsichtigkeit zu erkennen.

Gedankenmuster beleuchten

Wer seine Sehfähigkeit verbessern möchte, muss sich von Gedankenmustern oder Glaubenssätzen verabschieden, die das Sehvermögen betreffen. Dieser Schritt ist enorm wichtig, damit keine Zweifel bezüglich der Wirksamkeit des Sehtrainings aufkommen.

Lesen Sie die folgenden Beispiele für Glaubenssätze durch. Erkennen Sie sich wieder? Vielleicht fallen Ihnen während des Durchlesens weitere Sätze ein.

- Je älter man wird, desto schlechter werden die Augen.
- Jeder bekommt irgendwann eine Brille.
- Augen können sich nicht verbessern, sondern nur verschlechtern.
- Ab circa 40 braucht man eine Lesebrille.
- Die Ursache der Fehlsichtigkeit liegt in den Genen.
- Einmal Brille, immer Brille.
- Man muss seine Brille ständig tragen, sonst werden die Augen schlechter.
- Ich habe keine Zeit für Sehübungen.
- Ich glaube nicht daran, dass sich meine Augen verbessern können.

Die Gedanken aus dieser Liste können Sie mit eigenen Ideen ergänzen. Notieren Sie sich Ihre Überzeugungen. Nachdem Sie die anschließende Übung ausgeführt haben, hinterfragen Sie, ob die Annahmen immer noch Gültigkeit haben.

Glaubenssätze ins Positive umschreiben

Wenn Sie einen Satz herausgefunden haben, der Stress erzeugt, weil er Sie an eine bestimmte Überzeugung fesselt, sprechen Sie ihn laut aus und führen Sie die Übung »Meridianpunkte anregen« von Seite 76 zehnmal hintereinander durch. Unterbrechen Sie dann kurz das Klopfen und fragen Sie sich, ob der Satz für Sie immer noch stimmig ist. Das Klopfen soll Ihnen dabei helfen, eine positive Veränderung und eine geringere Intensität der negativen Glaubenssätze herbeizuführen. Lassen Sie sich ganz bewusst auf diese Übung ein und bemerken Sie jede noch so kleine Veränderung. Danach schreiben Sie Ihren Satz ins Positive um. Zum Beispiel formulieren Sie »Ich habe keine Zeit für Sehübungen« in »Es gibt in meinem Tagesverlauf viele Zeitlücken für Sehübungen« um. Klopfen Sie nun Ihren positiven, motivierenden Satz gewissermaßen in die Thymusdrüse hinein und reflektieren Sie im Anschluss Ihre Überzeugung. Bei geringer Motivation oder beim Ausbleiben von Erfolgen kann Ihnen diese Übung jederzeit behilflich sein.

Wenn Sie sich mit Ihren Glaubenssätzen auseinandergesetzt haben, sind Sie bestens vorbereitet, sich den nachfolgenden Übungsprogrammen zu widmen.

Einen Trainingsplan verfassen

Durch die hier im Folgenden vorgestellten Übungen und Maßnahmen können Sie die Sehfunktionen fördern, die bislang wenig genutzt werden. Die Entspannungsmaßnahmen und Regenerationstechniken sorgen zusätzlich für eine Entlastung der Sehorgane. Mithilfe des Sehoptimierungsplans auf Seite 110 können Sie alle Übungen und Maßnahmen entsprechend Ihrem Anliegen zusammenstellen. Eine Blankovorlage des Plans zum Selbstausfüllen finden Sie am Ende des Buchs, auf den Seiten 175 und 176.

Machen Sie sich zuvor Gedanken, was Sie mit dem Sehtraining für sich umsetzen möchten. Ziele können nur erreicht werden, wenn sie klar definiert und realistisch sind. Bei der Zielformulierung ist es wichtig, den gewünschten Zustand aufzuschreiben und so zu formulieren, als ob das Ziel schon eingetreten wäre – hier ein paar Beispiele:

- Meine Augen sind natürlich besser befeuchtet.
- Meine Augen sind entspannt und fühlen sich angenehm locker an.

- Mein Sehen hat sich verbessert.
- Mein Sehen ist auf alle Entfernungen optimal.
- Ich kann in der Ferne entspannt ohne Brille sehen.
- Ich kann wieder entspannt Bücher lesen.
- Ich kann das Kleingedruckte besser lesen

Schreiben Sie zunächst im oberen Bereich des Plans Ihr Ziel und Ihren neuen Glaubenssatz auf und konzipieren Sie dann die Trainingsmaßnahmen. Um ihre Sehkraft zu erhalten oder schnell sowohl kurz- als auch langfristige Verbesserungen bei sporadisch auftretenden Beschwerden wie zum Beispiel Müdigkeit, Anspannung oder Trockenheit der Augen zu erzielen, empfiehlt sich ein sogenanntes Basistraining.

Listen Sie dazu die auf Ihr Ziel abgestimmten Übungen aus jedem Abschnitt in der linken Spalte des Sehoptimierungsplans auf und führen Sie täglich jeweils eine Übung dreimal aus. Notieren Sie in den weiteren Spalten, wann Sie die Übungen zeitlich einplanen möchten, und machen Sie sich Gedanken, welcher Ort dafür der passende wäre. Wenn Sie zum Beispiel das Augenabdunkeln aus dem Abschnitt »Wellness für die Augen« durchführen wollen, können Sie dies morgens und mittags während der Arbeit am Computer und während des Feierabends tun. Für den nächsten Tag suchen Sie eine weitere, zu Ihrem Anliegen passende Übung aus und führen sie ebenfalls dreimal am Tag aus. So ergibt sich ein Plan mit verschiedenen, täglich wechselnden Maßnahmen aus Lockerungs- und Sehübungen.

Streben Sie eine Sehkraftverbesserung oder eine Reduktion von chronischen Anstrengungsbeschwerden an, führen Sie alle Ihrem Ziel angepassten Übungen dreimal am Tag als Intensivtraining aus. Schreiben Sie zuerst in Ihrem Sehoptimierungsplan Maßnahmen aus der Kategorie »Lockerungsübungen« auf und schließen Sie weitere »Sehübungen« Ihrer Wahl an. Überlegen Sie sich die zeitliche Ausführung und den Ort, an dem Sie alle Übungen dreimal täglich ausführen. Wechseln Sie Ihre Übungen wöchentlich ab und probieren Sie dabei auch andere Vorschläge aus. Während der Ausführung der Übungen achten Sie immer auf ein Wohlgefühl in den Augen. Die Fortschritte können Sie mit den auf Seite 68 beschriebenen Augentests überprüfen und festhalten. Nach einem Zeitraum von acht Wochen gehen Sie in ein Basistraining über, um die erreichten Sehverbesserungen zu erhalten.

Kombinieren Sie alle Maßnahmen mit tiefen Atemzügen und positiver Einstellung, um mit der Kraft der Gedanken das Sehvermögen zu beeinflussen. Versuchen Sie währenddessen immer herzhaft zu lächeln, damit Sie die Übungen mit Leichtigkeit ausführen. Beenden Sie jede Übung unbedingt mit einer Entspannungstechnik Ihrer Wahl. Um die emotionalen Themen hinter jeder Fehlsichtigkeit zu reflektieren, empfiehlt es sich, alle Gedanken, Emotionen und Erkenntnisse in einem Tagebuch aufzuschreiben.

Mein Sehoptimierungsplan

Mein Ziel: Meine Augen sind entspannt und fühlen sich angenehm locker an.

Mein positiver Glaubenssatz: Ich führe meine Übungen täglich aus und freue mich auf die Erfolge.

	Sehfitness für jeden Tag	Meine Übungen	Wann führe ich die Übungen aus?	Wo führe ich die Übungen aus?
Lockerungs-übungen	Energielevel erhöhen	Augen massieren	Während der Arbeitspausen	Im Geschäft
	Wellness für die Augen	Augen abdunkeln	Während der Arbeit	Im Geschäft
	Locker bleiben	Lockeres Schwingen	Morgens, mittags, abends	Zu Hause und im Geschäft
Sehübungen	Augen beweglich halten	Blinzel-Challenge	Während der Arbeitspausen	Im Geschäft
	Flexibel in allen Bereichen	——		
	Blickwinkel erweitern	Peripherie anregen	Morgens, mittags, abends	Zu Hause und im Geschäft
	Gehirnjogging für die Augen	——		

Einfache Entspannung bei müden, trockenen Augen

m-vg.de/link/
augen_5

Wenn Ihre Augen brennen, sich trocken anfühlen und Sie zunehmend müder werden, können folgende Übungen die Vitalität der Augen und des Körpers steigern. Suchen Sie zuerst aus dem Abschnitt »Energielevel erhöhen« (ab Seite 76), »Wellness für die Augen« (ab Seite 81) und »Locker bleiben« (ab Seite 84) jeweils eine passende Übung für sich heraus. Notieren Sie diese im Sehoptimierungsplan auf Seite 110 und führen Sie sie täglich mindestens dreimal aus – erstellen Sie so Ihr eigenes Basistraining. Angesichts der Vielfalt möglicher weiterer Maßnahmen werden Sie animiert sein, auch immer wieder neue Tools auszuprobieren. Suchen Sie nun aus den Abschnitten »Augen beweglich halten« (Seite 88), »Blickwinkel erweitern« (Seite 98) und »Gehirnjogging für die Augen« (Seite 102) jeweils eine beliebige Sehübung aus, die Sie dreimal am Tag ausführen – Sie finden auf Seite 110 ein Musterbeispiel. Entscheiden Sie nach persönlichem Wohlbefinden, zu welcher Uhrzeit und an welchem Ort Sie die Übungen einsetzen möchten, notieren Sie dies in Ihrem Sehoptimierungsplan auf Seite 110 und führen Sie dreimal täglich mindestens eine ausgewählte Übung aus. Der Augentest auf Seite 68 kann Ihnen behilflich sein, die Fortschritte zu überprüfen.

Eine Erschöpfung der Augen kann sich allerdings zuerst auch auf der körperlichen Ebene äußern, somit ist es sehr wichtig, dass Sie auch diesbezüglich die Aufmerksamkeit schulen. Schließen Sie für ein paar Sekunden Ihre Augen und beantworten Sie folgende Fragen: Wie geht es mir und meinen Augen im Moment? Wann habe ich zuletzt eine Pause gemacht? Wie ist meine Atmung? Welche Emotionen kann ich nicht zum Ausdruck bringen? Viele wissenschaftliche Studien zeigen, dass ein ausgeglichener emotionaler Zustand die Sehkraft fördert sowie Augenleiden lindern und beseitigen kann. Erlernen Sie daher Achtsamkeits- und Entspannungstechniken, die Ihnen helfen, die innere Ruhe und das innere Gleichgewicht wiederzufinden und im Alltag zu behalten. Sie werden staunen, wie positiv sich das auf die Sehqualität auswirken kann.

Hilfreiche Übungen bei Kurzsichtigkeit

m-vg.de/link/
augen_6

Um das nachlassende Sehen in der Ferne zu stoppen, brauchen die Augen nicht nur Übungen, sondern Entspannung – tatsächlich sollte diese hier an erster Stelle stehen. Körperliche Bewegung, kombiniert mit gezielten Sehübungen, ist überdies wichtig, um die Kurzsichtigkeit einzudämmen oder das Sehen sogar zu verbessern. Zu Beginn des Sehtrainings können Sie die Sehtafel von Seite 70 in einem Abstand von 3 Metern an einer Wand befestigen und Ihre Augen prüfen. Notieren Sie sich den Wert, der Ihrer aktuellen Sehleistung entspricht. Ist kein Unterschied vorhanden, beginnen Sie die nachfolgenden Sehübungen, indem Sie zuerst das dominante Auge mit der Handfläche abdecken. Suchen Sie anschließend aus den Abschnitten »Energielevel erhöhen« (Seite 76), »Wellness für die Augen« (Seite 81) und »Locker bleiben« (Seite 84) jeweils eine Übung aus und notieren Sie sich diese im Sehoptimierungsplan als Intensivtraining. Ergänzen Sie ihn anschließend mit weiteren Sehübungen.

Die nachfolgenden Sehübungen, die bei Kurzsichtigkeit hilfreich sind, sollten am besten in der vorgegebenen Reihenfolge ausgeführt werden, wenn Sie eine Sehkraftverbesserung anstreben. So stimmen Sie sich langsam auf das Sehtraining ein, lösen die Augen aus der Starre heraus und optimieren täglich den Sehprozess. Suchen Sie sich aus dem Abschnitt »Augen beweglich halten« die Übungen »Augen lockern« (Seite 89) oder »Objekte in der Ferne« (Seite 93) oder »Blickverlagerung« (Seite 95) aus und führen Sie diese dreimal täglich durch. Erweitern Sie am nächsten Tag das Sehtraining mit einer Übung aus dem Abschnitt »Flexibel in allen Bereichen«: »Fließende Hand« (Seite 94), »Blickverlagerung« (Seite 95), »Verträumtes Fokussieren« (Seite 96) oder »Fernblick-Lauf« (Seite 97). Am dritten Tag ergänzen Sie Ihr Sehoptimierungsprogramm mit einer Übung aus dem Abschnitt »Blickwinkel erweitern«: »Peripherie anregen« (Seite 98), »Farbübung« (Seite 100), »Scheuklappen« (Seite 100), oder »Nachtspaziergang« (Seite 101). Am Schluss wählen Sie eine weitere Übung aus dem Abschnitt »Gehirnjogging für die Augen«: »Fliegende Würstchen« (Seite 103), »Schnurübung« (Seite 105) oder »Verschmelzende Bilder« (Seite 106). Mit diesem Vorgehen steigern Sie täglich langsam die Intensität der ausgewählten Sehübungen und führen sie jeweils dreimal am Tag aus. Gönnen Sie Ihren Augen einen Tag lang pure Entspannung, indem Sie öfter nur die Maßnahmen aus dem Abschnitt »Wellness für die Augen« (ab Seite 81) ausführen.

Pausieren Sie anschließend einen Tag lang und setzen Sie das Sehoptimierungsprogramm nach Belieben fort. Für optimale Ergebnisse sind acht Wochen empfehlenswert.

Möchten Sie präventiv vorgehen oder erzielte Seherfolge beibehalten, so absolvieren Sie ein Basistraining, indem Sie die zuvor ausgewählten Augenübungen im täglichen Wechsel durchführen – jeden Tag steht eine beliebige Maßnahme an.

Kurzsichtige zeigen oft ein introvertiertes und leistungsorientiertes Verhalten. Deswegen ist es für Sie zunächst auch wichtig, den Umgang mit einer Brille zu üben beziehungsweise mit Brillenlosigkeit. Die Verschwommenheit zu akzeptieren, die Sie ohne jegliche Sehhilfe erleben, wäre der erste diesbezügliche Schritt. Begleitend zum Praktizieren der Sehübungen können Sie Gebrauch von Ihrer Übungsbrille machen.

Das periphere Sehen zu stärken und das zentrale Sehen zu entlasten sind weitere bedeutsame Maßnahmen für Sie. Bewusst wahrnehmen, träumen, kreativer werden, entspannt Musik hören, all das ermöglicht Ihnen eine Sicht, die über den Tellerrand hinausgeht. Lernen Sie den alltäglichen Stress und Druck abzubauen und gönnen Sie Ihren Augen so oft wie möglich Ruhe und Entspannung, denn allein das kann sich positiv auf Ihre Sehkraft auswirken.

Die wichtigsten Übungen bei beginnender Alterssichtigkeit

m-vg.de/link/augen_7

Wenn der Arm beim Lesen immer länger wird, braucht man eine Lesebrille. Alternativ kann man versuchen, mit hilfreichen Augen- und Körperübungen einer Alterssichtigkeit entgegenzuwirken. Um die momentane Sehleistung der Augen zu überprüfen, hilft Ihnen das beigefügte Lesezeichen. Nehmen Sie es zur Hand und schauen Sie, welche Zeile Sie im Abstand von circa 30 Zentimetern noch gut lesen können. Liegt kein Sehstärkenunterschied vor, führen Sie die nachfolgenden Übungen zuerst mit dem schwächeren Auge aus, indem Sie das dominante Auge abdecken. Suchen Sie nun aus den Abschnitten: »Energielevel erhöhen« (Seite 76) und »Locker bleiben« (Seite 84) jeweils eine Übung aus und notieren Sie diese im Sehoptimierungsplan (ein Musterbeispiel finden Sie auf Seite 110). Im Anschluss notieren Sie aus dem Abschnitt »Wellness für die Augen« (Seite 81) Maßnahmen, das kann beispielsweise sein: »Sonnenübung« (Seite 83), »Augenkompressen« (Seite 84) oder »Augen abdunkeln« (Seite 81). Alle ausgewählten Übungen bauen Sie dreimal am Tag ein. Suchen Sie sich für den ersten Tag ergänzend aus dem Abschnitt »Augen beweglich halten« Ihre Übungen aus, etwa: »Augen folgen der Linie« (Seite 90), »Augen lockern« (Seite 89) oder »Liegende Acht« (Seite 90). Am Folgetag wählen Sie eine der Übungen »Fließende Hand« (Seite 94), »Blickverlagerung« (Seite 95) oder »Finger-Augen-Bewegung« (Seite 96).Notieren Sie alle bis jetzt ausgesuchten Übungen in einem Sehoptimierungsplan als Intensivtraining und führen Sie sie dreimal täglich aus. Nun fügen Sie weitere Sehübungen für den Folgetag aus dem Abschnitt »Blickwinkel erweitern«, zum Beispiel »Weiß malen« (Seite 99) oder »Farbübung« (Seite 100), hinzu und bauen auch diese dreimal am Tag ein. Am Schluss widmen Sie sich dem Abschnitt: »Gehirnjogging für die Augen« und wählen eine Übung aus: »Fingertor« (Seite 104) oder »Schnurübung« (Seite 105) oder »Verschmelzende Bilder« (Seite 106). Versuchen Sie nun alle ausgewählten Übungen dreimal am Tag auszuführen – wann und wo bestimmen Sie selbst. Beenden Sie jede Übung immer mit einer Entspannungstechnik und überprüfen Sie ab und an Ihre Augen mit dem beigefügten Lesezeichen. Pausieren Sie anschließend einen Tag lang.

Auch dieses Sehoptimierungsprogramm sollten Sie acht Wochen lang ausführen, bevor Sie in ein Basistraining wechseln, um die erzielten Seherfolge zu stabilisieren. Da auch bei der Weitsichtigkeit die Augenlinse eine wesentliche Rolle spielt, haben sich all die oben genannten Maßnahmen bei dieser Fehlsichtigkeit als hilfreich erwiesen.

Bei der Alterssichtigkeit spielt nicht nur die Flexibilität der Augenlinse und der Gelenke eine wichtige Rolle, auch die Lichtverhältnisse und die Art der Gedanken sind bei der Sehverbesserung entscheidend. Selbstakzeptanz, ausgewogene Ernährung und ein liebevolles Annehmen dessen, was ist, können eine stärkere Lesebrille ebenfalls hinauszögern. Tragen Sie eine Gleitschichtbrille, so besorgen Sie sich eine Lesehilfe, die Ihnen das Sehen im nahen Bereich erleichtert. Seien Sie flexibel in allen Lebensbereichen, sofern es geht. Werden Sie zu einem Beobachter – erfreuen Sie sich an Kleinigkeiten und richten Sie Ihr Augenmerk stets auf das Positive und Schöne im Leben aus. Sehen Sie in jedem Hindernis eine Herausforderung, eine Chance zum Wachsen, und reflektieren Sie abends, wofür Sie dankbar sind. Sie werden Augen machen, was Sie alles mit den einfachsten Maßnahmen beeinflussen können.

Kurzübungen bei Konzentrationsmangel

m-vg.de/link/augen_8

Langes konzentriertes Arbeiten lässt die Augen ermüden und entzieht dem Gehirn Energie. Im Folgenden lernen Sie Maßnahmen für einen wachen Geist und eine gesteigerte Leistungsfähigkeit kennen. Kombinieren Sie die vorgestellten Übungen gern miteinander und achten Sie darauf, nach jeder Einheit die Augen zu entspannen – die Vorschläge dazu finden Sie im Abschnitt »Wellness für die Augen« (Seite 81). Bevor Sie starten, sollten Sie den Test Test zum Erkennen des Leistungsabfalls von Seite 110 durchführen.

Suchen Sie aus den Abschnitten »Energielevel erhöhen« (Seite 76), »Wellness für die Augen« (Seite 81) und »Locker bleiben« (Seite 84) jeweils eine Übung aus und führen Sie sie dreimal am Tag aus. Erweitern Sie am ersten Tag das Intensivtraining mit folgenden Maßnahmen aus dem Abschnitt »Augen beweglich halten« (Seite 88), »Liegende Acht« (Seite 90) und für den Folgetag aus dem Abschnitt »Blickwinkel erweitern« (Seite 98) »Scheuklappen-Übung« (Seite 100) oder »Nachtspaziergang« (Seite 101). Versuchen Sie alle bis jetzt ausgesuchten Übungen dreimal am Tag durchzuführen. Fügen Sie am Folgetag aus dem Abschnitt »Gehirnjogging für die Augen« (Seite 102) »Überkreuzübungen« (Seite 102), »Fliegende Würstchen« (Seite 103), das »Fingertor« (Seite 104) oder »Verschmelzende Bilder« (Seite 106) hinzu.

Erstellen Sie so ein Intensivtraining und führen Sie jede ausgewählte Übung dreimal am Tag aus. Versuchen Sie wöchentlich die Maßnahmen aus dem Abschnitt »Gehirnjogging für die Augen (Seite 102) zu wechseln, damit sich im Gehirn keine Gewohnheit einschleicht. Da diese hier vorgestellten Sehübungen sehr herausfordernd sind, ist es enorm wichtig, die Augen zuerst zu lockern, im Anschluss die Maßnahmen aus dem Abschnitt »Gehirnjogging für die Augen« durchzuführen und abschließend die Augen ausgiebig zu entspannen.

Sobald Sie einen Leistungsabfall bei sich bemerken oder sich Kopfschmerzen anbahnen, unterbrechen Sie Ihre Arbeit für einige Minuten. Stehen Sie auf, atmen Sie tief ein und aus, bewegen Sie sich ein paar Schritte und trinken Sie genügend Wasser. Das sind einfach die wirkungsvollsten Maßnahmen bei mangelnder Konzentration in Kombination mit den zuvor vorgestellten Sehübungen. Führen Sie öfter am Tag die

Übung »Fingertor« (Seite 104) aus, um den Sehstress im Auge zu prüfen. Seien Sie aufmerksam, optimieren Sie im Alltag Ihre Sehgewohnheiten und genießen Sie dabei ein neues Sehgefühl. Erlauben Sie sich auch Tage, an denen Sie nichts weiter machen und einfach das Leben genießen.

Übungen bei Hornhautverkrümmung

m-vg.de/link/augen_9

Um eine bessere Sehqualität zu erzeugen, werden bei der sogenannten Hornhautverkrümmung oft die Glasstärken mit speziellen zylindrischen Werten ergänzt. Allerdings kann die Hornhautverkrümmung auch von innerer Spannung beeinflusst werden. Den Energiefluss anzuregen, die Augenmuskeln zu lockern und die Entspannung in den Alltag einzubauen, kann sich dann positiv auf die Augen auswirken.

Führen Sie zunächst den Augentest (Seite 68) durch und nutzen Sie die dort zu findende Tafel zur Erfolgskontrolle. Die nachfolgenden Übungen haben sich in der Summe als sehr hilfreich bei der Hornhautverkrümmung erwiesen und sollten nacheinander ausgeführt werden. Beginnen Sie mit einer Lockerungsübung aus den folgenden Vorschlägen: »Meridianpunkte anregen« (Seite 76), »Das Zentrum finden« (Seite 78), »Augen abdunkeln« (Seite 81), »Leichtes Augen-Körper-Workout« (Seite 85), »Lockeres Schwingen« (Seite 84) oder »Pilotenübung« (Seite 87). Die ausgesuchte Übung sollte dreimal am Tag durchgeführt werden, wobei Sie täglich eine neue auswählen sollten. Intensivieren Sie das Sehtraining am ersten Tag mit einer weiteren Maßnahme aus dem Abschnitt »Augen beweglich halten«: »Augen folgen der Linie« (Seite 90), »Augen lockern« (Seite 89) oder »Liegende Acht« (Seite 90). Führen Sie dagegen die Übung mit dem tibetischen Rad (Seite 91) wenn möglich täglich aus und dunkeln Sie die Augen anschließend mit den Handflächen ab. Vollenden Sie Ihr Sehoptimierungsprogramm mit »Überkreuzübungen« (Seite 102) und überprüfen Sie nun Ihren Fortschritt mit dem Augentest von Seite 68.

Oft wird von Sehübenden schnell verlangt, die Zylinderwerte aus den Brillen zu entnehmen, was jedoch nicht unbedingt zielführend ist. Emotionale Themen aufzuarbeiten, die Wahrnehmung neu auszurichten und dies mit den hilfreichen Sehübungen zu verbinden, das hilft dabei, nach und nach die Brillenwerte zu reduzieren.

Fragen Sie sich während des Sehverbesserungsprozesses, ob Sie den Atem bei den Übungen anhalten oder sich Verkrampfungen in der Brustmuskulatur, in den Schultern, im Nacken oder im Hinterkopf bemerkbar machen. Gelingt es Ihnen, bei den Sehübungen gedanklich zu entspannen und sich voll und ganz darauf einzulassen? Spüren Sie vor dem Sehtraining in Ihre Augen hinein: Wie angespannt sind diese? Beenden Sie die Übungen immer mit einer Entspannung. Lassen Sie sich auf diesen Sehverbesserungsprozess ganz ein und geben Sie sich und Ihren Augen insbesondere die nötige Zeit, die sie brauchen, um die verzerrte Sicht zu korrigieren.

Die häufigsten Fragen zur Effektivität des Sehtrainings

Nachfolgend finden Sie Antworten auf Fragen, die die meisten beschäftigen, wenn sie mit Sehtraining beginnen.

Was lässt sich mit Sehtraining erreichen?

Besser sehen ohne Brille muss keine Illusion bleiben, auch wenn die Schulmediziner oft anderer Meinung sind. Ein regelmäßig ausgeführtes Sehtraining kann zur Verbesserung des Sehvermögens und der Flexibilität der Augenmuskeln beitragen. Neben einer Reduzierung der Lichtempfindlichkeit und Steigerung der Tränenproduktion wird die Abhängigkeit von der Brille gemindert. Bessere Konzentration sowie Reduktion der Kopfschmerzen haben sich als angenehme Nebeneffekte des Sehtrainings erwiesen.

Wie verbessern sich die Augen durch Sehtraining?

Beim Kurzsichtigen entspannt sich die Augenlinse, diese lässt die muskuläre Naheinstellung los und nimmt eine für die Ferne geeignete Form an. Der Weitsichtige lernt das flexible Anpassen der Linsenwölbung für jede Sehentfernung. Beim Alterssichtigen werden über das Training und die Bewegungen beim Umstellen auf verschiedene Distanzen die Sehorgane und das Gehirn besser versorgt. Die nicht erwünschten Alterungsprozesse werden somit verlangsamt. Die Kombination von lockeren Sehübungen und aktiven Entspannungstechniken, die nacheinander erfolgen, sorgen für eine Erholung der Augen, was sich durch klares Sehen widerspiegelt.

Ein Wiederherstellen der Sehkraft erfolgt jedoch nicht immer linear, sondern wellenartig. Es wird Tage geben, an denen sich die Augen trotz der hilfreichen Übung müde und ausgelaugt anfühlen. Wenn Sie sich jedoch ausreichend Zeit für die Übungen nehmen, folgt die Sehverbesserung unmittelbar danach. Nach einer Periode von sechs Wochen sollten erste Sehverbesserungen sichtbar werden, die sich auch durch eine gewisse Stabilität auszeichnen.

Wieso reicht Schlaf als Erholung für die Augen nicht aus?

Fakt ist, dass sich der Körper während des Schlafs erholt. Aber auch die Augen brauchen Entspannung, und das am besten regelmäßig über den Tag verteilt. Eine solche erfolgt in optimaler Weise, wenn die Sehübungen im wachen und aktiven Zustand ausgeführt und die Augen unmittelbar danach ausgeruht werden. Das Sehen ist nämlich an das vegetative Nervensystem gekoppelt, welches unbewusst viele körperliche Prozesse an die Umweltanforderungen anpasst.

Durch das Zusammenspiel der zwei Gegenspieler Sympathikus und Parasympathikus entsteht im Körper ein harmonischer Ausgleich. So sorgt der aktive Sympathikus unter anderem für die Erweiterung der Pupillen und ermöglicht das Sehen in die Ferne. Der kraftschöpfende Parasympathikus lässt den Menschen zur Ruhe kommen, regt die Tränenproduktion an und ist für das entspannte Sehen im nahen Bereich zuständig. Erst ein harmonisches Wechselspiel zwischen den beiden Wirkmechanismen schafft beste Voraussetzung für die Gesundheit.

Soll eine Brille ständig getragen werden?

Zuvor muss eins festgehalten werden: Eine Brille verbessert nicht die Augen, sondern sorgt für ein entspanntes Sehen. Das ständige Tragen einer Brille kann sogar unbemerkt zur Verringerung der natürlichen Sehfähigkeit führen und das Bedürfnis nach einer stärkeren Sehhilfe hervorrufen. Daher ist es sinnvoll, die Brille öfter abzusetzen, die

Umgebung wahrzunehmen und auf andere Sinneskanäle zuzugreifen wie auf das Hören, Riechen, Schmecken oder Tasten. Oft ist man mit dem Detail- und Scharfsehen so sehr beschäftigt, dass die wichtige Ressource – das Wahrnehmen – vernachlässigt wird. Führt man die Sehübungen ohne Brille aus, funktioniert das Wahrnehmen oft besser und die Übungserfolge werden größer.

Schadet das Tragen einer schwächeren Brille den Augen?

Während des Autofahrens ist es wichtig, eine voll auskorrigierende Brille zu tragen. In vielen anderen Sehsituationen wird jedoch nicht unbedingt die Vollkorrektur benötigt. Wenn Sie Ihre Augen entspannen möchten, empfiehlt es sich, tagsüber eine unterkorrigierte Brille zu tragen. Dabei wird die Wahrnehmung geschult und in Verbindung mit der schwächeren Brille der Sehverbesserung entgegengestrebt.

Wie oft soll Sehtraining ausgeführt werden?

Arbeiten Sie am Computer, sollten Sie öfter kleine Pausen während der Arbeit einlegen, damit die Augen nicht überanstrengt werden und die Anzahl der Lidschläge in einem guten Bereich bleibt. Als eine kleine Gedächtnisstütze können Sie die sogenannte 60-60-Regel beachten. Unterbrechen Sie Ihre Arbeit alle 60 Minuten für 60 Sekunden, entspannen Sie Ihre Augen und bewegen Sie Ihren Körper. Weitere Vorschläge für gesunde Bildschirmpausen am Arbeitsplatz finden Sie auf Seite 130.

Zusätzlich können Sie fünfmal in der Woche die hier vorgestellten Seh- und Lockerungsübungen einsetzen. Der Sehoptimierungsplan, den Sie auf Seite 110 finden, kann Ihnen dabei behilflich sein. Lassen Sie Ihrer Fantasie freien Lauf und entdecken Sie Situationen und Orte, an denen Sie mit Spaß und Leichtigkeit Sehtraining ausführen können.

Kann Sehtraining Kopf- oder Augenschmerzen verursachen?

Sehtraining wird immer in einem Wechselspiel ausgeführt: Auf eine Anspannung – in dem Fall eine Augenübung – folgt immer eine Entspannung der Augen oder des Körpers. Zudem sollen die Übungen behutsam vollzogen werden, stets mit der Wahrnehmung auf ein Wohlgefühl in den Augen.

Beginnen Sie Ihr Sehoptimierungsprogramm auf einem niedrigen Trainingslevel, konzentrieren sich vorerst auf die Regenerationsübungen und steigern dann langsam die Intensität, so beugen Sie unangenehmen Nebeneffekten vor.

Müssen die Augen immer trainiert werden?

Bedingt durch die vielen Computerarbeitsplätze und das lange Starren im nahen Bereich werden die Augen überbeansprucht. Das Erlernen neuer Sehgewohnheiten und ein gesunder Umgang mit den digitalen Medien können für ein entspanntes Sehgefühl sorgen. Gehen Sie achtsam mit Ihren Augen um und planen Sie die eine oder andere Sehübung im Tagesverlauf ein. Ernähren Sie sich ausgewogen und achten Sie auf einen gesunden Ausgleich in stressigen Zeiten.

Stärkende Maßnahmen bei Augenerkrankungen

Wenn die Sehkraft schwindet, können Sie den Prozess hinauszögern, wenn Sie regelmäßig hilfreiche Übungen durchführen. Die aufkommenden Augenerkrankungen gehören jedoch immer zuerst in die Hände eines Augenarztes. Mit den hier aufgeführten Maßnahmen können Sie Ihre Selbstregulationskräfte zusätzlich aktivieren und den Verlauf einer Erkrankung mildern. Ein paar wichtige Ernährungsempfehlungen lernen Sie im Folgenden auch kennen, diese werden ergänzt durch die Übersicht an gesunden Vitalstoffen für die Augen auf Seite 145.

Ganzheitlicher Ansatz bei grauem Star

Die Ursachen einer Augenerkrankung sind immer vielfältig. So kann im Fall des grauen Stars ein Bewegungsmangel wie auch eine allgemein ungesunde Lebensweise oder Fehlernährung die Linsentrübung begünstigen. Ein ständiges Tragen einer Brille kann die Augenbeweglichkeit zudem mindern und die Starre der Augenlinse begünstigen.

Die Augenlinse ist der größte Vitamin-C-Verbraucher im gesamten Körper und das proteinreichste Organ, das aus 35 Prozent Eiweiß besteht. Wird die Augenerkrankung ganzheitlich betrachtet, so ist eine ausgewogene, vitaminreiche Ernährung ein wichtiger Faktor, um den Prozess des beginnenden grauen Stars hinauszuzögern. Lebensmittel mit wenig tierischen Eiweißen und ein hoher Anteil an Obst, Früchten und Salaten sollte bevorzugt auf dem Speiseplan stehen. Hier ist es besonders wichtig, auf eine ausgewogene und basenüberschüssige Ernährung zu achten. Genügend Wasser zu trinken, dabei den Kaffee-, Alkohol- sowie Salzkonsum zu reduzieren, wirken sich unterstützend auf die Gesundheit aus.

Darüber hinaus ist es wichtig, das Immunsystem zu aktivieren, den Körper zu entsäuern und von Giften zu befreien sowie die Leber mit bitteren Lebensmitteln zu stärken, zum Beispiel mit Rucola oder Chicorée. Da die Ziliarmuskeln, an denen die Augenlinse befestigt ist, auch bei Operationen unberührt bleiben, erweisen sich viele Augenübungen, die die Flexibilität dieser Muskeln aufrechterhalten, als sehr hilfreich: »Augen lockern« auf Seite 89, »Liegende Acht« auf Seite 90, »Fließende Hand« auf Seite 94, »Blickverlagerung« auf Seite 95, gefolgt von der »Sonnenübung« auf Seite 83 und »Augen massieren« auf Seite 78. »Augen abdunkeln« auf Seite 81 und »Augenmeditation« auf Seite 80 ergänzen die Sehübungen. Versuchen Sie, täglich jeweils eine hier vorgeschlagene Übung in Ihren Alltag einzubauen.

In Anbetracht dessen, dass der Körper Botschaften über die Augen sendet, ist es auch wichtig zu hinterfragen, welche Gedanken und Emotionen die klare Sicht trüben könnten. Welche physische wie emotionale Nahrung kann nicht aufgenommen und verarbeitet werden? Wird die Linsentrübung frühzeitig erkannt, kann die Gesundheit der Augen mit verschiedenen Maßnahmen unterstützt und einer Operation vorgebeugt werden.

Ganzheitlicher Ansatz bei grünem Star

Ganzheitlich betrachtet ist der Umgang mit stressigen Situationen ein wesentlicher Faktor bei der Entstehung des grünen Stars. Stress und innere Anspannung können sich ungünstig auf das Auge und in weiterer Folge auf das Gehirn auswirken. Da es sich beim grünen Star um eine ernstzunehmende Erkrankung handelt, kann die schulmedizinische Therapie nicht nur mit Entspannungsmethoden umgangen werden.

Die Selbstreflexion ist sehr entscheidend, um das Voranschreiten dieser Augenerkrankung zu beeinflussen. Hinterfragen Sie sich: Was sollten Sie in Ihrem Leben ändern, um zur inneren Ruhe zu gelangen? Nehmen Sie sich genügend Zeit für Ihre Bedürfnisse oder versuchen Sie allen anderen gerecht zu werden? Mithilfe der verschiedenen Sehstress-Tests ab Seite 72 können Sie dem schnell auf die Spur kommen und bei Bedarf einen Gang herunterschalten. Entspannung, Anregung der Durchblutung sowie leichte Bewegungen der Augen sind Techniken, die gut parallel zur medikamentösen Behandlung eingesetzt werden können. Gönnen Sie Ihren Augen »Augen massieren« auf Seite 78 und die »Sonnenübung« auf Seite 83 und visualisieren Sie, wie sich Ihre Augen bewegen. Erlernen Sie Stressreduktionstechniken oder führen Sie »Meridianpunkte anregen« oder »Das Zentrum finden« ab Seite 76 aus. Aktivieren Sie die periphere Netzhaut und die entsprechenden Gehirnareale mit der Sehübung »Peripherie anregen« auf Seite 98.

Schließen Sie Ihre Augen tagsüber öfter für ein paar Minuten und achten Sie auf eine gleichmäßige und tiefe Atmung, während Sie ruhiger Musik lauschen. Sorgen Sie für warme Hände und Füße, bewegen Sie sich, trinken Sie ausreichend und überprüfen Sie regelmäßig Ihren Blutdruck. Ausgewogene Ernährung kann allen Augenerkrankungen entgegenwirken, ist jedoch beim grünen Star nicht der entscheidendste Faktor.

Ganzheitlicher Ansatz bei Makuladegeneration

Die Makula ist die Stelle des schärfsten Sehens und ist für das Farbsehen zuständig. Konzentriertes, über Stunden andauerndes Sehen beansprucht die zentrale Stelle genauso wie das Festhalten an vielen Gedankenprozessen. Hier ist es zuerst wichtig, über eine vollwertige Ernährung die Gesundheit der Augen zu unterstützen. Grünes und farbenfrohes Gemüse ist für die Makula von besonderer Bedeutung. Die Carotinoide Lutein und Zeaxanthin sind in der Lage, das auf das Zentrum einwirkende Blaulicht herauszufiltern. Die zwei Antioxidantien befinden sich überwiegend im Grünkohl, Paprika, Spinat, Heidelbeeren, sind aber zudem in vielen anderen Gemüse- und Obstsorten zu finden. Auch Omega-3-Fettsäuren werden von den meisten Augenärzten unterstützend bei dieser Augenerkrankung eingesetzt, vor allem bei der trockenen Form.

Betacarotinhaltige Lebensmittel können das Risiko einer Makuladegeneration deutlich senken. Täglich zwei Liter stilles Wasser, eine basische Ernährungsweise sowie möglichst wenig tierisches Eiweiß und die Zugabe der Mikronährstoffe Selen und Zink werden ebenfalls empfohlen. Schützen Sie Ihre Augen zusätzlich vor Blendung, indem Sie eine Sonnenbrille tragen und sich möglichst häufig an schattigen Orten aufhalten.

Pausen während der Arbeit am Computer, Erholung der Augen und ausgeglichene Gedanken ergänzen den ganzheitlichen Prozess. Gehen Sie der Ursache auf den Grund und notieren Sie sich eine Zeitlang Ihre Gefühle, Emotionen und Gedanken. Bei Bedarf führen Sie die Übung »Meridianpunkte anregen« auf Seite 76 aus und entlasten die zentrale Stelle auf der Netzhaut, indem Sie öfter meditieren. Beobachten Sie die so entstehende Erholung. Weitere Sehübungen wie »Augen massieren« auf Seite 78, »Farbübung« auf Seite 100, »Peripherie anregen« auf Seite 98, »Nachtspaziergang« auf Seite 101 oder »Augen abdunkeln« auf Seite 81 haben sich bei der Makuladegeneration ebenfalls als hilfreich erwiesen.

Anwendung der Rasterbrille

Kennen Sie folgende Aussage bei der Abholung einer neuen Brille auch von Ihrem Optiker? »Sie müssen sich erst daran gewöhnen.« Tatsächlich passen sich die Augen oft an die Klarheit, die durch die Brechung der Glaslinse entsteht, erst allmählich an. Dieser Prozess wiederholt sich bei jeder neuen Sehhilfe und kann das Auge zusätzlich stressen – zum Beispiel, wenn die Brillengläser zu stark sind. Anders sieht es bei einer Rasterbrille, die auch oft Lochbrille genannt wird, aus. Sie ist ein Trainingswerkzeug ohne geschliffene Gläser, das Ihnen eine Sehschärfe von bis zu 60 Prozent ermöglicht.

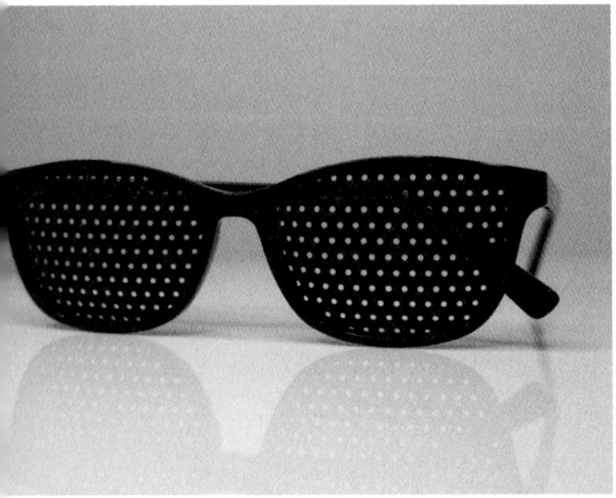

Mit der Rasterbrille lässt sich die Pupillenfunktion gezielt trainieren.

Das Tragen einer Rasterbrille kann die Abhängigkeit von Ihrer normalen Brille verhindern beziehungsweise verringern und für eine kleinere Pupillenöffnung sorgen. Denn die vielen aneinandergereihten Löcher in dieser Brille funktionieren ähnlich wie die Blende einer Kamera. Sie bündeln die einfallenden Lichtstrahlen und vergrößern somit die Tiefenschärfe. Zudem gelangt das Licht punktuell auf die Stelle des schärfsten Sehens auf der Netzhaut, ohne die Brechung der Augenlinse zu berücksichtigen. Das wirkt sich auf das gesamte Sehorgan sehr entspannend aus. Während die Sehkraft durch das Tragen einer normalen Sehhilfe nach und nach gemindert wird, kann die Rasterbrille zu mehr Kontrast und einer gesteigerten Sehfähigkeit beitragen, was auch nach dem Absetzen des Trainingsinstruments sichtbar ist.

Doch die Erwartungshaltung an diese Brille darf nicht zu hoch angesetzt werden. Das gewöhnliche Tragen der Rasterbrille kann die vorhandene Fehlsichtigkeit nicht wegtrainieren. Erst mit unterstützenden Seh- und Entspannungsübungen kann die Sehverbesserung forciert werden. In Vorbereitung auf das Training mit der Rasterbrille sorgen Sie zuerst für genug Licht und schaffen eine entspannte Atmosphäre. Setzen Sie die Rasterbrille dann auf, atmen Sie ruhig und gleichmäßig und beobachten Sie die Umwelt in der Ferne sowie das Sehen im nahen Bereich. Sollte Ihnen dabei unwohl sein, konzentrieren Sie sich noch mehr auf die Atmung und lassen Sie ganz behutsam Ihren Blick durch die Löcher hindurchschweifen. Nach einer Eingewöhnungszeit wird sich ein angenehmes Gefühl einstellen.

Die aufmerksamen Blickbewegungen wirken sich vorteilhaft auf den gesamten Sehapparat aus und sorgen für eine bessere Durchblutung der Augenmuskeln. Um der eventuell vorhandenen Muskelspannung entgegenzuwirken, sollten sowohl Entspannungstechniken als auch Übungen für die Verschmelzung der Seheindrücke beider Augen ausgeführt werden. So kann der Entstehung von Doppelbildern und Kopfschmerzen vorgebeugt werden. Je nach Fehlsichtigkeit kann die Rasterbrille wie folgt zum Einsatz kommen:

- Als Kurzsichtiger können Sie diese Brille beim Spazierengehen aufsetzen und Objekte in weiterer Entfernung anvisieren. Die reine Tragedauer soll anfangs zwischen 5 und 20 Minuten betragen. Führen Sie zusätzlich die Übungen aus dem Abschnitt »Augen beweglich halten« (Seite 88) mit dieser Brille aus, so kann das zu einer Sehverbesserung beitragen.
- Im Fall von Alterssichtigkeit kann das Trainingsinstrument beim Lesen von Büchern, Zeitschriften und dergleichen behilflich sein. Ergänzende Übungen wie »Flexibel in allen Bereichen« (Seite 93) und »Gehirnjogging für die Augen« (Seite 102) können ebenfalls den Sehprozess trainieren und verbessern. Vergleichen Sie das Sehen ohne Rasterbrille mit dem Blicken durch diese hindurch und genießen Sie den

schärferen Kontrast auch nach dem Absetzen der Brille. Benutzen Sie gern die zu dem Buch gehörigen Sehtafeln und prüfen Sie Ihre Sehschärfe. In der Regel sind nach vier bis sechs Wochen mit einer Rasterbrille die ersten Erfolge spürbar.

Folgende Faktoren sollten jedoch beim Tragen einer Rasterbrille beachtet werden. Es ist nicht erlaubt, diese Brille beim Autofahren zu tragen, da das Sichtfeld eingeschränkt ist. Durch den fehlenden Sonnenschutz soll sie auch nicht in der prallen Sonne zum Einsatz kommen. Die Verwendung der Rasterbrille am Computer müsste auf ein Minimum beschränkt werden. Das einfallende blaue Licht, das von den digitalen Medien ausgestrahlt wird, trifft durch die vielen Löcher direkt auf die Makula und kann diese auf Dauer belasten. Bei Augenerkrankungen kommt die Rasterbrille nicht primär zum Einsatz – in einzelnen Fällen sollte das auch nur unter einer fachmännischen Obhut erfolgen.

Um die Wirksamkeit des Trainingsinstruments voll auszuschöpfen, sollten Sie es ohne Kontaktlinsen benutzen. Einen Hinweis auf den videobasierten Online-Kurs, um das Sehen im nahen Bereich zu verbessern, finden Sie am Ende des Buches. Hier wurde besonders neben den hilfreichen Sehübungen auf die Qualität der Rasterbrille geachtet.

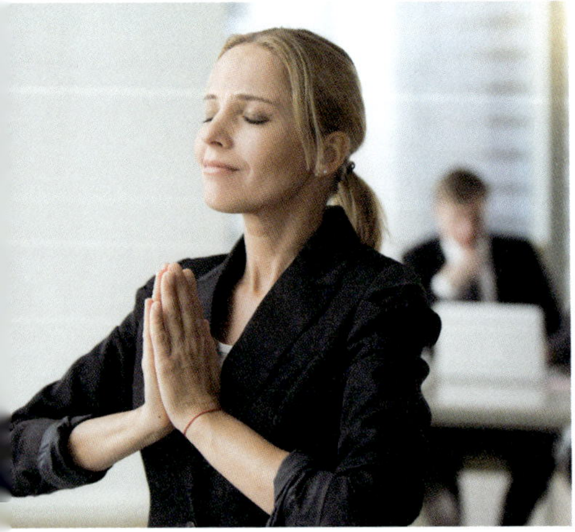

Erholung am Arbeitsplatz. Gönnen Sie sich ausreichend Pausen – schließen Sie Ihre Augen und atmen Sie dabei tief ein und aus.

Fit am Bildschirmarbeitsplatz

Die permanente Computerarbeit bedingt es, dass die körperlichen und visuellen Beschwerden während eines Bürotages stetig zunehmen. Um den Belastungen entgegenzuwirken, die für die Augen, den Körper und die Psyche entstehen, sind gesundheitsfördernde Maßnahmen erforderlich. Ergonomische Arbeitsplatzgestaltung, optimales Licht, kleine Bewegungseinheiten sowie augenschonendes Arbeiten stehen hier im Vordergrund. Mithilfe der vielfältigen Informationen und Checklisten auf den folgenden Seiten können Sie Ihr Befinden am Arbeitsplatz: reflektieren und sich schlechter Sehgewohnheiten bewusst werden. Sie finden auch Anregungen und Übungen, um den Sehalltag so zu gestalten, dass die Belastungen für Auge und Körper auf ein Minimum reduziert werden können.

AUF EINEN BLICK

Checkliste zum Wohlbefinden am Arbeitsplatz und in der Freizeit

Welcher der folgenden Aussagen trifft auf Sie zu? Berücksichtigen Sie dies bei der Auswahl Ihrer Übungen und auch bei der Organisation Ihres Arbeitsplatzes.

- Ich arbeite mehrere Stunden an digitalen Endgeräten.
- Die Augen sind oft trocken, müde und brennen.
- Ich habe oft Nacken- und Schulterverspannung.
- Ich habe öfter Kopfschmerzen.
- Das Sehen in der Nähe wird immer anstrengender.
- Ich bin öfter lichtempfindlich.
- Das Scharfstellen in der Ferne bereitet mir nach längerer PC-Arbeit große Mühe.
- Das Lesen wird immer anstrengender.
- Meine Konzentration lässt im Tagesverlauf nach.
- Ich habe eine Bildschirmarbeitsplatzbrille.
- Ich benutze eine Gleitsichtbrille während der PC-Arbeit.
- Meine Brille hat eine Blaufilterentspiegelung.
- Ich trage immer Kontaktlinsen.

Der optimale Arbeitsplatz

Ob im Büro oder im Homeoffice, die Position sowie die Auswahl eines Bildschirms sind ausschlaggebend für ein ergonomisches Arbeiten. Die Höhe des Monitors soll auf Ihre Augen ausgerichtet sein, am besten in einem Neigungswinkel von ungefähr 45 Grad. So kann einem verminderten Lidschlag und einer Nackenverspannung entgegengewirkt werden. Um das Arbeiten augenschonender zu gestalten, wird zusätzlich zu einem

Laptop ein Monitor empfohlen. Die Entfernung zu Ihren Augen hängt von der Größe des Bildschirms ab und sollte nicht weniger als 60 Zentimeter betragen. Die Schriftgröße des Textes stellen Sie so ein, dass das Lesen mühelos erfolgt. Diese liegt dann zwischen der Zeichengröße 12 und 14.

Die optimale Entfernung zum Bildschirm	
Bildschirmgröße	**Sehentfernung**
ab 15 Zoll	60 Zentimeter
ab 17 Zoll	70 Zentimeter
ab 19 Zoll	80 Zentimeter

Neben den ergonomischen Faktoren ist es nicht unerheblich, auf die Raumgestaltung zu achten, um eine angenehme Arbeitsatmosphäre herzustellen. Halten Sie Ordnung an Ihrem Arbeitsplatz. Schaffen Sie eine klare Struktur, damit Sie nicht unnötig mit dem Suchen der Unterlagen beschäftigt sind. Platzieren Sie grüne Pflanzen und hängen Sie inspirierende Bilder auf, um den Augen abwechselnd neue Reize zu bieten. Lüften Sie regelmäßig Ihre Büroräume und stellen Sie einen Teller mit Obst und gesunden Leckereien bereit, um einem Leistungsabfall vorzubeugen.

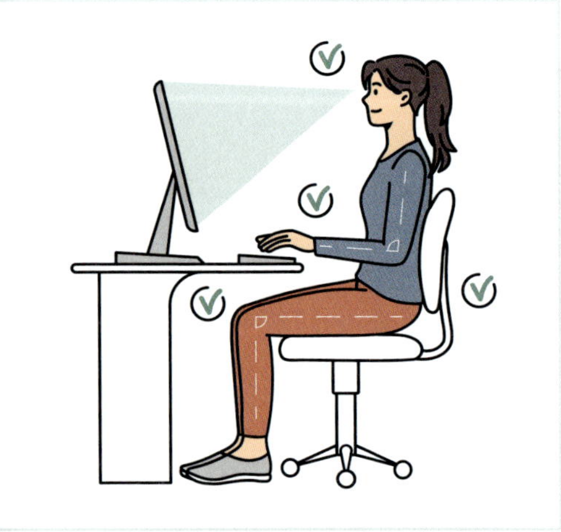

Ein ergonomisch angepasster Arbeitsplatz: Die Entfernung zum Monitor wird genauso berücksichtigt wie die Sitzposition.

Licht ins Dunkel bringen

Während der Bildschirmarbeit ist es empfehlenswert, für eine angemessene Umgebungshelligkeit zu sorgen, jedoch auf Blendung, Spiegelungen und Reflexionen zu achten. Platzieren Sie Ihren Monitor am besten mit Blickrichtung parallel zum Fenster und beleuchten Sie Ihren Arbeitsplatz mit Lampen, die im Bereich von 500 Lux liegen und einer Augenermüdung vorbeugen. Die Wahl der Leuchtmittel spielt für das augenschonende Arbeiten eine große Rolle. Das Tageslicht, das an der Produktion des Hormons Serotonin beteiligt ist, macht uns glücklicher und aktiver. Vollspektrumlampen[12] oder die gute alte Glühbirne, die dem Tageslicht am ähnlichsten sind, fördern die

Konzentration, mindern Kopfschmerzen und sind eine gute Lösung, wenn Sie zusätzliches Licht benötigen. Eine Mischung aus Halogenlampen und Leuchtstoffröhren eignet sich hervorragend, um die Umgebung am Arbeitsplatz auszuleuchten. Neonlicht oder LED-Lampen, die zu viel blauen Anteil des Lichtes beinhalten, sind für die Augen weniger empfehlenswert.

Aktives Sitzen

Angenehmes Sitzen während der Arbeitszeit ist mit Möbeln möglich, die dem Menschen angepasst sind. Empfehlenswert wäre ein höhenverstellbarer Tisch, mit dem Sie flexibel und dynamisch arbeiten können. Besitzen Sie einen normalen Schreibtisch, so sind folgende Faktoren wichtig, um Schulter- und Nackenverspannungen sowie Rückenschmerzen vorzubeugen. Passen Sie die Höhe des Tisches, des Stuhls und des Bildschirmes Ihrem Körper an. Achten Sie darauf, dass beim Auflegen der Unterarme auf dem Tisch ein rechter Winkel von Unterarm zu Oberarm entsteht. Die Position der Maus und der Tastatur ist ebenfalls entscheidend, beides sollte nah erreichbar sein. Ein Lendenkissen, das Sie auf Ihren Stuhl legen können, unterstützt den gesamten Rumpf und sorgt für Entspannung im unteren Rücken. Besorgen Sie sich, wenn möglich, einen ergonomisch geformten Bürostuhl, bei dem die Wirbelsäule gleichmäßiger Belastung ausgesetzt ist. Da die Versorgung der Augen über Arterien und Venen entlang der Halswirbelsäule verläuft, kann eine Verspannung im Nacken und Rücken die Blut- und Energiezufuhr einschränken. Die Beweglichkeit der Augen wird behindert, was sich wiederum auf die Sehleistung auswirkt.

Einfache Lockerungsübungen wie die von Seite 81 eignen sich hervorragend auch für den Arbeitsplatz, um mit ihnen körperlichen sowie visuellen Beschwerden vorzubeugen. Unterbrechen Sie öfter Ihre Arbeit, bewegen und strecken Sie sich und gleiten Sie mit den Augen an verschiedenen Gegenständen entlang. Einen gesunden Ausgleich zu der PC-Arbeit bietet Sport – ganz egal welcher, Hauptsache, es tut Ihnen gut.

Augenschonendes Arbeiten

Das stundenlange Arbeiten vor dem Computer verlangt nicht nur dem Körper enorm viel ab, auch die Augen ermüden zunehmend. Der verminderte Lidschlag trocknet die Augen zusätzlich aus und das Sehen wird immer trüber. Die Augenlinse hat Schwierigkeiten, sich auf unterschiedliche Sehentfernungen einzustellen, was eine stärkere Brille zu Folge hat. Nachlassende Leistungsfähigkeit und ein Konzentrationsmangel treten aufgrund des zweidimensionalen Sehens am Bildschirm auf. Effektive, regelmäßig ausgeführte Bildschirmpausen sollen für Abhilfe sorgen. Anhand einer sogenannten 60-60-Regel können Sie versuchen, alle 60 Minuten für 60 Sekunden eine Lockerungs- oder Sehübung auszuführen. Nachfolgend finden Sie eine kleine Auswahl möglicher Maßnahmen zur Prävention für die Bildschirmarbeit:

- **Blinzeln:** Regelmäßig die Augenlider bewegen, damit die Augen befeuchtet werden.
- **Augen bewegen:** Lockeres Augenkreisen, um die Augenmuskeln aus der Starre zu lösen.
- **Energielevel erhöhen:** Um die Augenpartie ringsherum klopfen, damit das Wohlbefinden gesteigert wird.
- **Augen abdunkeln:** Die Hände gewölbt über die geschlossenen Augenlider legen, um die Augen in der Dunkelheit ruhen zu lassen.
- **Blick verlagern:** Unterschiedliche Entfernungen im Wechsel fokussieren, um die Elastizität der Augenlinsen zu verbessern.
- **Bewegung einbauen:** Strecken, recken oder dehnen, um Rücken und Nacken zu entspannen.
- **Herzhaftes Gähnen:** Die Augen auf natürliche Art und Weise mit Tränenflüssigkeit benetzen.
- **Entspannung:** Pausen erholsam nutzen – Sonne tanken, Augen massieren und die Natur genießen.

Natürlich können Sie sich Ihren gesunden Ausgleich am Bildschirmarbeitsplatz nach Ihren Wünschen konzipieren. Reflektieren Sie zu Beginn Ihr Wohlbefinden am Arbeitsplatz anhand der »Checkliste zum Wohlbefinden am Arbeitsplatz und in der Freizeit« auf Seite 127 und suchen Sie sich die passenden Maßnahmen im Praxisteil in Kapitel 3 (ab Seite 75) aus. Lockerungsübungen, Sehübungen und Entspannung für die Augen dürfen im Wechsel ausgeführt werden, um dem Gehirn immer wieder neue Reize und Impulse zu liefern und es so wach und leistungsfähig zu halten.

Ein augenschonendes Arbeiten setzt ein klares, ermüdungsfreies Sehen voraus. Das kann zusätzlich zu den Entspannungsübungen mit einer auf den Arbeitsplatz angepassten Sehhilfe erreicht werden. Die sogenannte Bildschirmbrille hat einen erweiterten Nah- und Zwischenbereich, welcher eine klare Sicht auf die kurze und mittlere Distanz gewährleistet. Somit erscheint nicht nur das Arbeitsumfeld schärfer, auch die Augen und die Halswirbelsäule werden dabei geschont. Um einen zusätzlichen Schutz vor dem blauen Licht zu bieten, empfehlen Optiker Brillengläser, die mit einer Beschichtung mit einem blauen Restreflex versehen sind. Die Nutzungsdauer von Handy, Smartphone und den digitalen Medien auf ein Minimum zu reduzieren, das wirkt sich ebenfalls entspannend auf die Augen aus.

Dem Office-Eye vorbeugen

Trockene oder tränende Augen, und nichts hilft! Sind Sie auch davon betroffen? Ein verminderter Lidaufschlag und starrer Blick mit verspannten Augenmuskeln sind gekoppelt mit der Arbeit am Computer – diese Kombination verursacht das Trockenheitsgefühl in den Augen. Stundenlange Arbeit in klimatisierten Räumen, das Tragen von Kontaktlinsen sowie bestimmte Medikamente können trockene Augen verstärken. Beeinträchtigte Produktion der Tränenflüssigkeit, nachlassendes sowie eingeschränktes räumliches Sehen und Übermüdung der Augen können die Folgen sein.

Um dem *Office-Eye* (übersetzt kann man vom Büro-Augen-Syndrom sprechen) ganzheitlich vorzubeugen, reichen Augentropfen nicht aus, denn diese führen meist lediglich zu einer kurzfristigen Besserung. Um die Durchblutung anzukurbeln, wäre es empfehlenswert, morgens beispielsweise zu Fuß zur Arbeit zu gehen oder eine kleine Stretchübung auszuführen. Ein gemütlicher Spaziergang an der frischen Luft in der Mittagspause kann ebenfalls die natürliche Tränenproduktion positiv beeinflussen. Da sich der Lidschlag während der Computerarbeit von zwanzigmal in der Minute auf weniger als fünfmal verringert, versuchen Sie regelmäßig zu blinzeln und öfter zu gähnen.

Täglich auf eine Trinkmenge von zwei Litern kohlensäurefreien Wassers zu kommen, die Partie um die Augen zu massieren, den Nacken locker zu halten sowie den Blick ab und an in die Ferne zu verlagern, sollte zu Ihrer täglichen Routine gehören. Lockeres Augenkreisen, das Sie mit geschlossenen Augenliedern ausführen, hilft den Tränenfilm gleichmäßig auf dem Augenlid zu verteilen. Als wohltuend erwiesen hat sich auch das Abdunkeln der Augen (Seite 81) und Augenkompressen (Seite 84). Wichtig ist auch die Lidrandpflege bei verklebten Augen. Für diese erwärmen Sie zuerst das Auge mit warmen, feuchten Kompressen. Dann streifen Sie mit einem mit Wasser angefeuchteten Wattepad vorsichtig über die Augenlider. Massieren Sie das Oberlid von oben nach unten und das Unterlid von unten nach oben. Anschließend reinigen Sie sanft die Lidränder von außen nach innen. Aus hygienischen Gründen benutzen Sie für jedes Auge ein neues Wattepad.

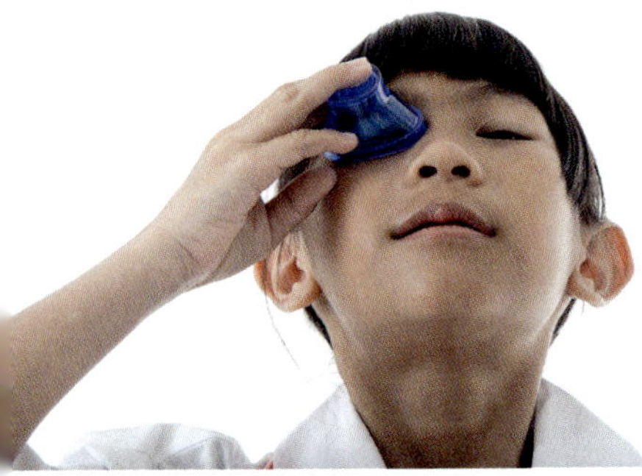

Eine Augenbadewanne mit Salzwasser wirkt beruhigend aufgereizte Augen.

Nicht nur dem Körper tut ein Bad gut, auch ein Augenbad hat eine wohltuende Wirkung. Kochen Sie 1 Gramm Salz in 100 Milliliter Wasser ab und füllen Sie die abgekühlte Flüssigkeit in eine Augenbadewanne, falls Sie eine besitzen. Alternativ lässt sich auch ein Eierbecher verwenden. Beugen Sie sich nun nach vorn, setzen Sie das Gefäß fest an das Auge und legen Sie anschließend den Kopf nach hinten in den Nacken, während Sie den Eierbecher mit nach oben nehmen und mehrmals behutsam blinzeln. Nach circa zehn Minuten tupfen Sie Ihre Augen sanft mit einem weichen Tuch ab.

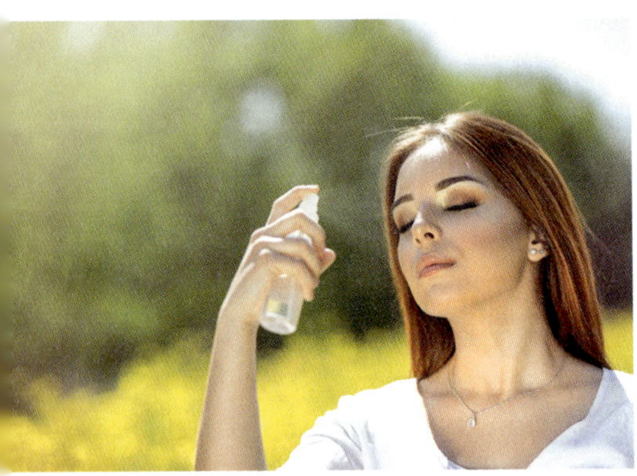

Ein lipidhaltiges Augenspray kann die äußere Schicht des Tränenfilms positiv beeinflussen.

Um der Müdigkeit und der Trockenheit der Augen aufgrund übermäßiger Bildschirmarbeit vorzubeugen, empfehlen Optiker eine Arbeitsplatzbrille mit einer Blaufilterentspiegelung, auf die in Kapitel 1 näher eingegangen wurde (Seite 39). Sollen all die vorgestellten Maßnahmen nicht zum gewünschten Erfolg führen, können lipidhaltige Augensprays oder Gels[13] helfen, den Tränenfilm zu stabilisieren und die Lidränder zusätzlich zu pflegen.

Ins Handeln kommen

Wir sind alle Menschen! Kaum fangen wir motiviert etwas Neues an, schon schleichen sich nach ein paar Tagen die alten Gewohnheiten wieder ein. Fakt ist: Wissen allein bringt uns nicht weiter, die Umsetzung ist der Schlüssel zum Erfolg. Deshalb folgt hier ein genauer Fahrplan, um motiviert am Ball zu bleiben.

Stellen Sie sich zunächst die Frage, warum Sie besonders am Bildschirmarbeitsplatz die Lockerungs- und Sehübungen ausführen wollen. Sind Sie bereit, die Energie und die Zeit darin zu investieren? Das Warum stellt die treibende Kraft dar. Wenn Sie wissen, weshalb Sie das Ziel unbedingt erreichen wollen, dann finden Sie die Inspiration und den Weg. Fragen Sie sich dann, welcher Zeitpunkt der geeignetste wäre, um die Maßnahmen durchzuführen. Manchmal müsste im Tagesverlauf kleine Änderungen erfolgen, damit Sie die Übungen gut in den Alltag integrieren können. Der Sehoptimierungsplan auf Seite 110 kann Ihnen behilflich sein, die Übungen zusammenzustellen. Nutzen Sie gern die Gunst der frühen Stunde und schaffen Sie kleine Morgenrituale. Ein Augen-Körper-Workout, wie es auf Seite 85 beschrieben wird, ein lockeres Augenbewegen (Seite 130) oder das Meridianpunkte-Klopfen (Seite 76) regen die Durchblutung sowie den Stoffwechsel an und erhöhen den Energiefluss. Mit einer morgendlichen Meditation können Sie direkt mit positiven Gedanken in den Tag starten.

Auf die Art und Weise motiviert, können Sie Ihren Arbeitsalltag mit den hilfreichen Maßnahmen für die Augen und den Körper kombinieren. Bringen Sie an Ihrem Arbeitsplatz visuelle oder akustische Signale an, um sich über den Tag hinweg an die Übungen zu erinnern. Sie können zum Beispiel einen Zettel an den Monitor kleben, Bildschirmschoner passend gestalten oder eine Erinnerung im Handy speichern. Ihrer Fantasie sind keine Grenzen gesetzt.

AUF EINEN BLICK

Checkliste

Für einen ergonomischen Arbeitsalltag

- Die Position des Bildschirms ist an die Größe des Monitors angepasst (Seite 128).
- Der Laptop ist mit einem Monitor ergänzt.
- Der Bildschirm ist frei von Spiegelungen.
- Die Schriftgröße des Textes ist zwischen Zeichengröße 12 und 14 eingestellt.
- Am Arbeitsplatz befinden sich Pflanzen und Bilder.
- Der Büroraum wird regelmäßig gelüftet.
- Die Umgebung wird von Vollspektrumlampen ausgeleuchtet.
- Es werden regelmäßig Bildschirmpausen eingehalten und mit Augen- und Körperübungen ergänzt.
- Der Tisch ist höhenverstellbar.
- Der Bürostuhl ist ergonomisch geformt.
- Zur Unterstützung der Wirbelsäule wird ein Lendenkissen benutzt.

Für gesunde Augen

- Regelmäßige Augentests
- Optimale Lichtquelle
- Öfter blinzeln
- Sonnenbrille bei Bedarf
- Ergonomischer Arbeitsplatz
- Täglich ausreichend frische Luft
- Augen bewegen
- Ausgewogene Ernährung

Alle Tafeln und Übungsprogramme auf einen Blick

Sehtafel — *m-vg.de/link/augen_2*

Augenmeditation — *m-vg.de/link/augen_3*

Tibetisches Rad — *m-vg.de/link/augen_4*

Einfache Entspannung bei müden, trockenen Augen — *m-vg.de/link/augen_5*

Hilfreiche Übungen bei Kurzsichtigkeit — *m-vg.de/link/augen_6*

Die wichtigsten Übungen bei beginnender Alterssichtigkeit — *m-vg.de/link/augen_7*

Kurzübungen bei Konzentrationsmangel — *m-vg.de/link/augen_8*

Übungen bei Hornhautverkrümmung — *m-vg.de/link/augen_9*

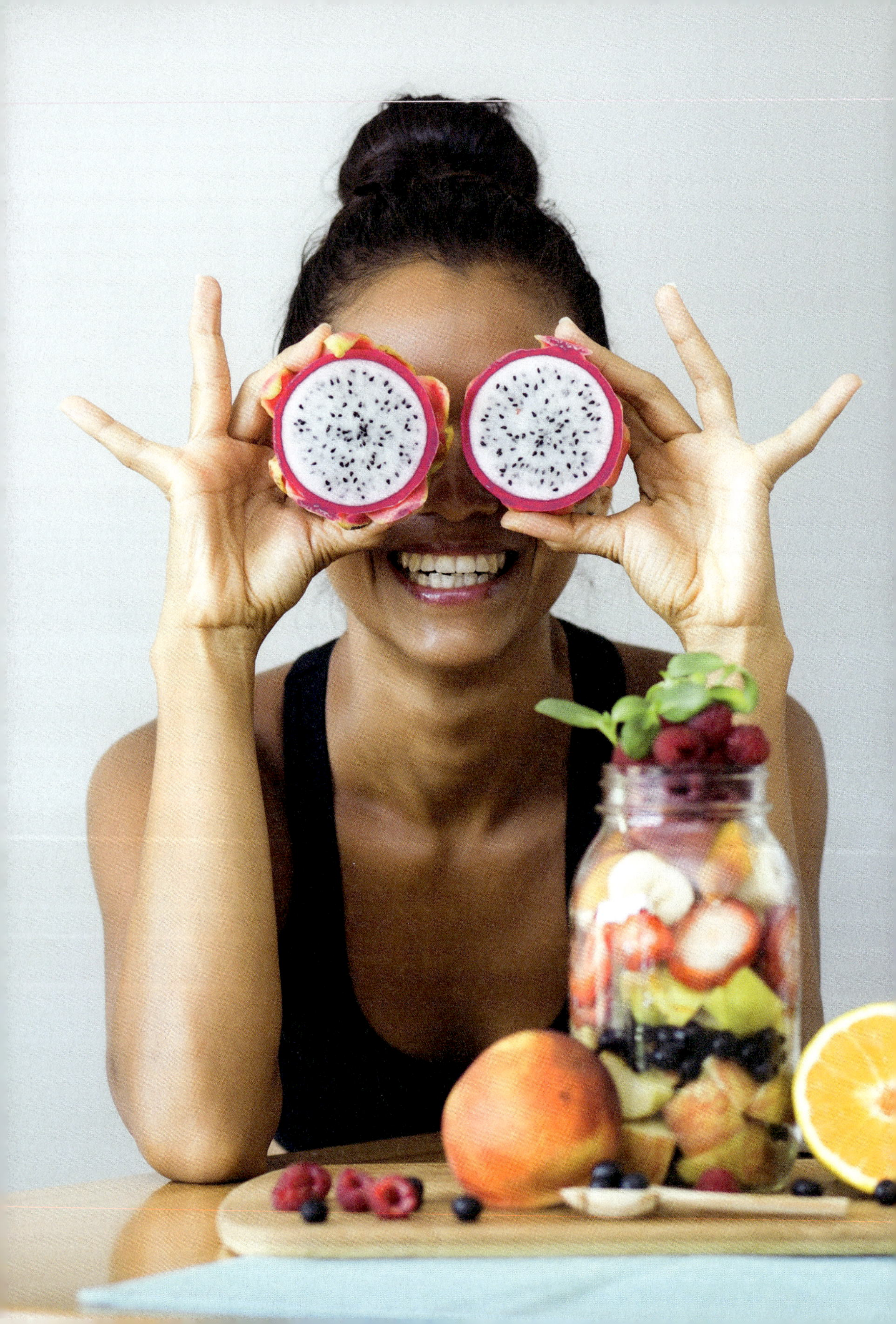

4

MIT OPTIMALER ERNÄHRUNG DIE GESUNDHEIT DER AUGEN UNTERSTÜTZEN

Karotten sind gut für die Augen, das hat sich bereits herumgesprochen. Was hinter vielen Gesundheitsmythen steckt und wie Sie anhand Ihrer Irisfarbe eine typgerechte Ernährung zusammenstellen können, erfahren Sie in diesem Kapitel.

Der Mensch ist, was er isst

Wenn man sich mit dem Thema Gesundheit näher befasst, kommt man um das der Ernährung nicht herum. Zur Energieherstellung werden rund 50 Nährstoffe benötigt. Kohlenhydrate, Fette und Eiweiße gehören zu den Makronährstoffen, Vitamine, Mineralstoffe und Spurenelemente zu den Mikronähstoffen.

Auch die Augen werden mit verschiedenen Nährstoffen versorgt, die für den Erhalt der Sehkraft entscheidend sind. Besteht diesbezüglich ein Mangel, kann dieser die Sicht trüben und verschiedenste Augenprobleme verursachen. So kann zum Beispiel die Elastizität der Augenlinse nachlassen und somit die Sehschärfe in der Nähe oder in der Ferne verändert werden. Zudem können sich Augenerkrankungen einschleichen oder verstärken, wenn die wichtigsten Vitalstoffe nicht in ausreichendem Maß zur Verfügung stehen. Doch wie sieht eine typische Ernährungsweise heutzutage aus und wie kann sie – nicht nur in Hinblick auf die Gesundheit der Augen – optimiert werden?

Sauer macht nicht nur lustig

Nimmt man einseitige Ernährungsweisen einmal unter der Lupe, so landet man schnell beim Thema Übersäuerung. Tatsächlich zieht eine Übersäuerung oft ernsthafte gesundheitliche Folgen nach sich. Nicht selten wird dann auch das Stichwort Säure-Basen-Balance in den Raum gestellt. Doch warum ist eine solche wichtig? Welche Auswirkungen hat sie auf den Körper und die Augen und vor allem: Wie lässt sich einer Übersäuerung vorbeugen oder auch entgegenwirken?

Bevor wir hierzu ein wenig in die Theorie einsteigen, eine Anmerkung: Sauer zu sein, das hat in erster Linie nun nichts mit dem Gemütszustand zu tun. Primär geht es hier um Stoffwechselprozesse, die den Körper am Leben erhalten. Ein Indikator für das Säure-Basen-Verhältnis ist der pH-Wert. Dessen gesunder Bereich im Blut beginnt bei einem Wert von 7,35 und geht bis 7,45. Der Magen dagegen befindet sich generell im sauren Bereich, wenn es ihm gut geht – nüchtern sollte man hier einen pH-Wert von 1,5 bis 2 messen können.

Werden zum Beispiel viele säurebildende Lebensmittel verzehrt (etwa Fette, Zucker, Fleisch und Milchprodukte), kommt es zu einer chronischen Überlastung des Stoffwechsels. Um den pH-Wert des Blutes konstant zu halten, müssen dann die überschüssigen Säuren hauptsächlich über die Niere ausgeschieden oder über die Lunge ausgeatmet werden. Hat der Stoffwechsel mit einem Überschuss an Säuren zu kämpfen, leiden alle Organsysteme und es können verschiedene Krankheiten entstehen. Neben einer Immunschwäche treten häufig Müdigkeit, Zahnprobleme, Kopfschmerzen, Übergewicht, Haarausfall, Gelenkbeschwerden und Konzentrationsstörungen auf, um nur ein paar Symptome der Übersäuerung zu nennen.

Die Augen reagieren auf Übersäuerung oft mit Trockenheit, mit einer Verschlechterung des Sehens und der Entstehung verschiedener Augenkrankheiten (beispielsweise mit dem grauen Star). Bestimmte Mineralstoffe wie Magnesium, Kalzium oder Kalium können die Säuren puffern. Kommen diese Stoffe nicht mit der Ernährung in den Organismus, holt sich der Körper die benötigten Mineralien aus den Muskeln, Knochen und Zähnen ins Blut.

Zur Vermeidung von Missverständnissen: Einige sauer schmeckende Lebensmittel (wie Zitrone oder Essig) wirken im Körper basisch, dafür übersäuern ihn die süße Schokolade oder der Kuchen. Somit sorgt die heutige Ernährungsweise, welche häufig zu reichhaltig an protein- und zuckerhaltigen und daher säurebildenden Lebensmitteln und gleichzeitig zu arm an basischem Gemüse und Mikronährstoffen ist, weitgehend für eine übermäßige Säurezufuhr. Kommen weitere Aspekte eines ungesunden Lebensstils hinzu – wie mangelnde Bewegung, viel Stress, wenig Schlaf, zu langes Sitzen auf Bürostühlen, zu wenig frische Luft und ein übermäßiger Konsum von Alkohol, Kaffee oder Zigaretten –, wird die Übersäuerung verstärkt. Was tun also, um den Säure-Basen-Haushalt positiv zu beeinflussen?

Wichtig ist es, zuerst ein Gleichgewicht zwischen basenbildenden und säurebildenden Nahrungsmitteln herzustellen. Überprüfen Sie den Grad Ihrer Übersäuerung mithilfe von pH-Teststreifen,[14] die Sie im Urin anwenden. Morgens zeigt der Wert leicht sauer an (6,5 bis 6,8) und mittags ist er neutral (7). Abends sollte er dann leicht basisch sein (über 7). Stellen Sie eine Abweichung von den aufgelisteten pH-Werten fest, sollten Sie Ihre Ernährungsweise anpassen. Idealerweise werden Gemüse und Salate künftig Ihre

Grundnahrungsmittel sein, auch die leckeren Kartoffeln dürfen dazuzählen. Ergänzen Sie Ihren Speiseplan um Nüsse, Sprossen, Quinoa oder Buchweizen. Wählen Sie gesunde Öle, wie etwa Olivenöl und Leinöl. Auf tierische Produkte müssen Sie nicht gleich verzichten, kaufen Sie dafür in Bioqualität ein.

Basische Snacks sollten auf Ihrem Speiseplan nicht fehlen. Dafür lassen sich zum Beispiel Trockenfrüchte mit eingeweichten Ölsaaten zu leckeren Pralinen formen. Eingefrorene Früchte mit Nüssen oder etwas Nussmus werden schnell zum gesunden Eis gemixt. Der Fantasie sind hier keine Grenzen gesetzt.

Um den Entsäuerungsprozess im Körper zu unterstützen, ergibt es Sinn, ihn auch außerhalb der gesunden Mahlzeiten mit basischen Mineralien zu versorgen. Dazu zählen Magnesium, Kalzium, Kalium, Zink, Eisen und Natrium – der Verzehr von Soja und deren Erzeugnisse sollte dabei reduziert werden. Die in Soja enthaltenen *Phytate* (sekundäre Pflanzenstoffe, die vorwiegend in proteinreichen pflanzlichen Lebensmitteln vorkommen) können die Aufnahme der aufgezählten Mineralien hemmen.

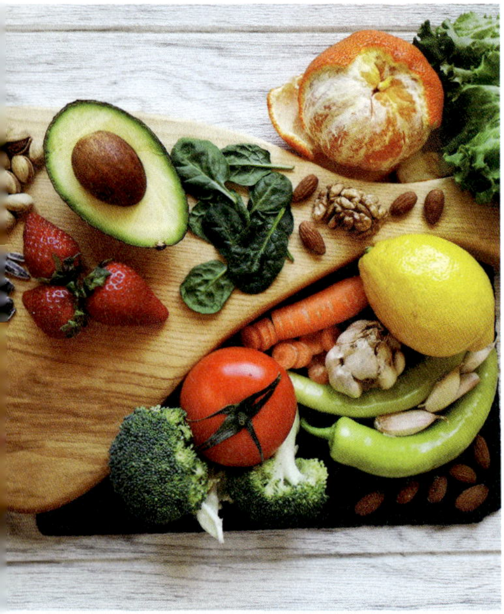

Diese Gemüse- und Obstsorten wirken im Körper basisch und sorgen für gesunde Augen.

Auch Saunagänge, Massagen und mäßiger Sport bringen den Stoffwechsel auf Trab. Basenbäder helfen dem Körper ebenfalls, die überschüssigen Säuren auszuleiten, als Fußbad beispielsweise. Füllen Sie eine kleine Wanne mit warmem Wasser und lösen darin drei Teelöffel basisches Pulver auf. Stellen Sie nun Ihre Füße für bis zu 20 Minuten in das Bad und genießen Sie die kleine Auszeit. Gießen Sie dabei immer wieder warmes Wasser nach, damit die Temperatur angenehm bleibt. Die Wirkung ist die gleiche wie bei einem Vollbad. Ferner sind gelegentliche Pausen vom Alltag, ein Spaziergang an der frischen Luft sowie genügend Schlaf weitere wichtige Faktoren, um der Übersäuerung entgegenzuwirken.

AUF EINEN BLICK

Lebensmittel

Basisch wirkende Lebensmittel

- Obst, Gemüse, Kräuter, Sprossen, Keimlinge
- Wasser (mit und ohne Zitronensaft), selbst gemachte Smoothies, Kräutertees
- Champignons, Austernpilze, Shiitake, Salate
- Mandeln, Esskastanien, Walnüsse

Säurebildende Lebensmittel

- Milch, Quark, Sahne, Eier, Käse
- Fleisch, Geflügel, Wurst, Fisch, Meeresfrüchte
- alle raffinierten und gehärteten Öle und Fette
- Erdnussöl, Teigwaren, Sojabohnen
- Zucker, Süßwaren, süßes Gebäck
- Kaffee, Schwarztee, Kakao, Bier, Softgetränke

Trinken nicht vergessen

Gegen einen Kaffee im Mittagstief oder ein Glas Wein zum Abendessen ist normalerweise nichts einzuwenden. Bedenklich wird es erst dann, wenn der Körper natürliches Wasser nicht kennt oder zu wenig davon bekommt. Knüpft man nochmals kurz an das Säure-Basen-Thema an, so ist zu betonen: Die Schlackenausscheidung über die Niere ist enorm wichtig. Und diese funktioniert am besten mit einem kohlensäurefreien Wasser. Betrachtet man weiter das Auge, benötigt der Körper auch für dieses genug Flüssigkeit, damit die natürliche Tränenproduktion angeregt bleibt. Zudem besteht der Glaskörper zu 98 Prozent aus Wasser und das Kammerwasser enthält wichtige Nährstoffe für die Augenlinse und für die Hornhaut. Die Faustregel besagt: 30 Milliliter Wasser auf ein Kilogramm Körpergewicht soll ein gesunder Mensch zu sich nehmen. Doch was trinken die Menschen? Softdrinks, Alkohol, aber auch Milchgetränke, die eine Menge Zucker enthalten und den Körper übersäuern. Leider tut das das Medium Wasser, das mit Kohlensäure versetzt, ist ebenfalls – hier reicht auch bereits eine geringe Menge davon. Wieso ist dies so? Lesen Sie das Wörtchen Kohlensäure nochmals durch, die Antwort

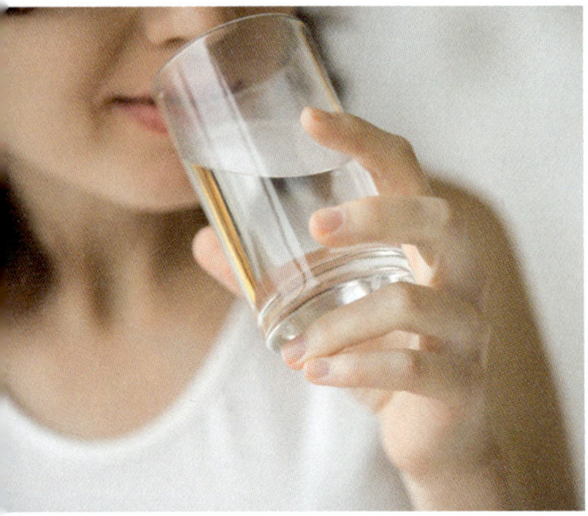

Jede Zelle des menschlichen Körpers braucht Wasser, das gilt genauso für die Augen.

steht schon drin – Säure. Damit das stille Wasser nicht zu fad schmeckt, kann man es aber auch mit Zitronenscheibe, frischen Kräutern oder Beeren anreichern. Seien Sie kreativ.

Und wie sieht es mit Tee aus? Er gehört neben Kaffee zu den beliebtesten Heißgetränken – kann also zu viel davon dem Körper schaden? Vielen Berichten zufolge kann ungezuckerter Früchtetee bedenkenlos konsumiert werden. Koffeinhaltige Sorten, wie grüner oder schwarzer Tee, sollen allerdings täglich auf ein bis zwei Tassen beschränkt werden. Da Tee ein Naturprodukt ist, müssen viele Teesorten mit kochendem Wasser übergossen werden, damit mögliche Keime abgetötet werden. Dabei gilt es die Ziehzeit im Auge zu behalten und den Tee der Anleitung entsprechend zuzubereiten. Fakt ist: Tee ist eine gute Alternative zum Wasser, um den Körper mit Flüssigkeit zu versorgen. Ein gesundes Maß sowie das persönliche Wohlgefühl sollten dabei gleichermaßen der Hauptmaßstab sein.

Süße Laster

Zartschmelzende Schokolade, frisch gebackener Kuchen, leckeres Eis oder kalte Softgetränke haben eins gemeinsam – sie strotzen vor übermäßigem Zuckergehalt. Der süßen Kraft wird nachgesagt, dass sie die Leistungsfähigkeit des Immunsystems schwächt, wodurch sich Pilze, Bakterien und Viren im Körper leichter ausbreiten können.[15] Da Zucker keinerlei Vitamine, Mineralstoffe oder Ballaststoffe enthält, zieht der übermäßige Konsum verschiedene gesundheitliche Folgen nach sich: Karies, Osteoporose oder Diabetes sind die bekanntesten Konsequenzen.

Unglücklicherweise leiden auch die Zellen in den Augen unter erhöhtem Zucker im Blut. Über seine dehydrierende Wirkung verformt er die Zellen und sorgt für eine verschwommene Sicht. Ein übermäßiger Anteil an Zucker und gesättigten Fettsäuren wirkt zusätzlich auf das Risiko für bestimmte Augenerkrankungen. Die ansteigenden Zuckerwerte im Blut, wie das oft bei Diabetes der Fall ist, lassen besonders die feinen, kleinen

Blutgefäße im Auge porös und undicht werden und können so zu Blutungen führen. Bleibt das unbemerkt, wird die Netzhaut unzureichend mit Nährstoffen versorgt, was sie schädigen und in der weiteren Entwicklung eine Erblindung verursachen kann. Die Zuckerkrankheit (*Diabetes mellitus*) kann zusätzlich die Kurzsichtigkeit verstärken, wenn die Blutzuckerwerte schlecht eingestellt sind.

Das Gute: Es gibt genug gesunde, alternative Süßungsmittel, auf die Sie zurückgreifen können. Kokosblütenzucker, Stevia, Agavendicksaft sind nur wenige davon. Wenn Sie Heißhunger nach Süßem verspüren, können Sie auch frisches Obst oder leckere Smoothies zu sich nehmen. Sie stillen so zudem auch den Durst und versorgen den Körper mit wertvollen Vitaminen.

Im Falle einer vorhandenen Zuckerkrankheit ist es enorm wichtig, die Augen beim Augenarzt regelmäßig zu kontrollieren und gleichzeitig die Ernährung anzupassen.

5 am Tag

Zu guter Letzt soll es um die 5-am-Tag-Regel gehen, die für eine gesunde Ernährung ebenfalls von Wichtigkeit ist. Die Gesundheitskampagne »5 am Tag«, die seit 2002 von der Europäischen Union gefördert wird, soll dazu animieren, den Konsum von Gemüse und Obst zu steigern. Durch den täglichen Verzehr von drei Portionen Gemüse und zwei Portionen Obst wird der Körper mit Vitaminen, gesunden sekundären Pflanzenstoffen sowie Mineral- und Ballaststoffen versorgt. Viele Obst- und Gemüsesorten beinhalten zudem wenige Kalorien, sättigen schnell, schmecken gut und lassen sich vielseitig verwenden. Auch wenn in der 5-am-Tag-Kampagne die Rede von einer handflächengroßen Dosis ist, so vermögen dies die wenigsten Menschen umzusetzen. Imbissbuden und Fast-Food-Restaurants schießen wie Pilze aus dem Boden und locken mit einfach und schnell verzehrbarem Essen, jedoch ohne nennenswerte Vitalstoffe. Die in Massen produzierten Schnellgerichte können das Risiko für Übergewicht, Diabetes Typ 2, Bluthochdruck, Arteriosklerose und Herz-Kreislauf-Erkrankungen bedenklich erhöhen, wenn sie regelmäßig konsumiert werden. Eine unausgewogene Ernährung birgt zudem noch weitere Gefahren: Ein dysfunktionaler Stoffwechsel, der eine Gewichtszunahme und damit zusammenhängende Erkrankungen begünstigt, Chaos des Hormonhaushalts, wodurch es zu schlechter Laune und Konzentrationsmangel kommen kann, sind nur Beispiele.

Die fehlenden Nährstoffe und die Vielzahl der ungesunden Fette können zudem Erkrankungen der Augen verschlimmern. Die vitaminarmen Fast-Food-Mahlzeiten sollten deshalb stets durch einen Gemüsesnack, Obst oder frische Säfte ausgeglichen werden. Das Blättchen Salat auf dem Burger reicht noch nicht, um sich dieses Essen schönzureden. Selbst wenn es nicht immer ganz leichtfällt, die 5-am-Tag-Regel zu befolgen, so lassen sich mit ein paar einfachen Tipps die Mahlzeiten vitaminreich gestalten.

So bereichern Sie Ihren Speiseplan mit gesunden Schnellgerichten:

- Ein kleiner Salat als Vorspeise liefert leckere Vitamine.
- Gemüsesticks, mit einem Kräuterquark ergänzt, sind tolle Snacks für zwischendurch.
- Tiefkühlgemüse ist besser als keines. Und: Es enthält mehr Vitamine als Gemüse, das bereits mehrere Tage in der Küche liegt.
- Smoothies aus Obst und Gemüse sind gesund und abwechslungsreich.
- Brot oder Brötchen lassen sich auch mit Salat, Tomate, Gurke, Kresse oder Radieschenscheiben belegen.
- Verschiedene Beeren im Müsli oder Porridge verleihen dieser Mahlzeit einen richtigen Geschmackskick.
- Selbst gemachte Gemüsesuppe sind die absoluten Nährstoffwunder.
- Früchtemuffins liefern neben Kohlenhydraten und Fetten auch verschiedene Vitamine und Nährstoffe.
- Trockenfrüchte mit gemahlenen Nüssen und gesunden Fetten lassen sich leicht zu Pralinen für zwischendurch formen.
- Eingefrorene Früchte mit Nüssen oder etwas Nussmus können zum gesunden Eis gemixt werden.
- Karotte, Rote Beete, Apfel und ein Stück Ingwer auspressen und einen Teelöffel Leinöl hinzufügen, das ergibt einen leckeren Augendrink.

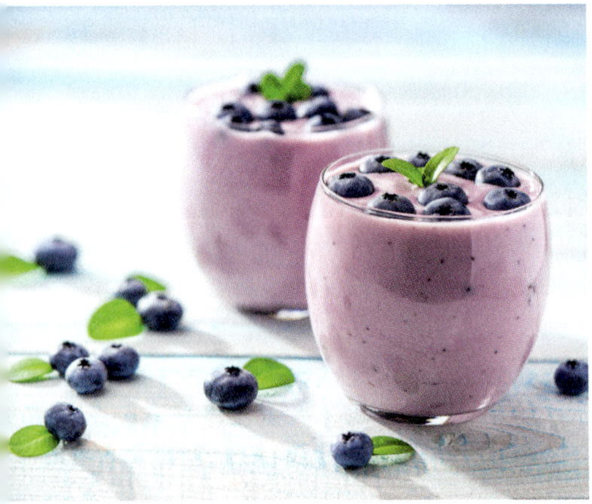

Ein Vorschlag für ein gesundes Frühstück: Quark mit Joghurt verrührt, Heidelbeeren gemixt und untergehoben.

Die wichtigsten Nährstoffe für gutes Sehen

Nun haben Sie ganz schön viel über gesunde Ernährung erfahren. Doch lässt sich tatsächlich eine Brille im Alter durch erhöhten Verzehr von Obst und Gemüse vermeiden? Oder kann man womöglich einer Augenerkrankung mit Nahrungsergänzungsmitteln vorbeugen? Fakt ist, dass viele Lebensmittel wichtige Nährstoffe enthalten, die die Augen schützen und die Augengesundheit fördern können. Besonders Vitamine und Spurenelemente spielen eine wichtige Rolle in der Ernährung für die Augen. Daher zählen Obst, Gemüse, Kräuter, Nüsse, Hülsenfrüchte, aber auch manche tierische Erzeugnisse zu den augenfreundlichen Lebensmitteln.

Eine Langzeitstudie[16] belegt, dass gewisse Nährstoffe helfen können, bestimmten Augenerkrankungen vorzubeugen, wie zum Beispiel der altersbezogenen Makuladegeneration, dem grünen Star oder auch dem grauen Star. Eine weitere Möglichkeit, die Augen mit den wichtigsten Vitaminen, Mineralien, Antioxidantien und Spurenelementen zu versorgen, stellen die sogenannten Nahrungsergänzungsmittel dar. Sie dienen auch dem Schutz vor degenerativen Erkrankungen. Mit verschiedenen Komplexmitteln können Sie die Nährstoffdefizite im Auge und im Körper ausgleichen und die Ernährung somit sinnvoll bereichern. Nahrungsergänzungsmittel sind dabei schnelle Nährstofflieferanten. Sie werden extrahiert und kommen in der Natur in dieser Form so nicht vor. Doch was muss bei den kleinen Pillchen beachtet werden?

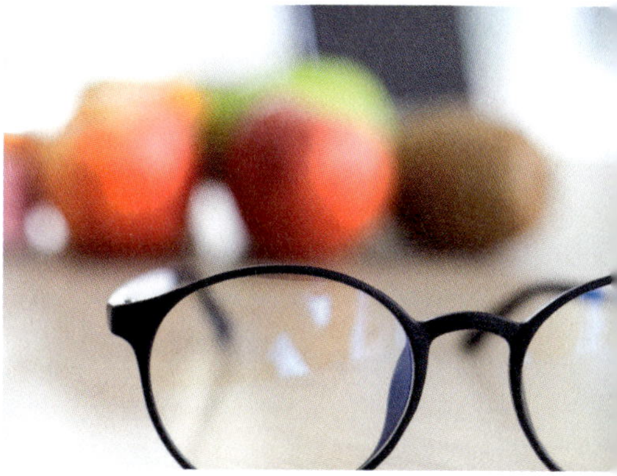

Um gut sehen zu können, brauchen die Augen auch zusätzlich zu einer Brille immer eine optimale Nährstoffversorgung.

In Phasen eines erhöhten Bedarfs ist es sinnvoll zusätzlich zur ausbalancierten Ernährung Nahrungsergänzungsmittel zu sich zu nehmen, um einen Mangel an Nährstoffen auszugleichen – hier soll jedoch unbedingt auf die Qualität sowie auf die Inhaltsstoffe geachtet werden. Um eine Überdosierung zu vermeiden, sollen die Präparate nur über einen bestimmten Zeitraum genutzt werden. Folgen Sie den Einnahmeempfehlungen und halten Sie im Zweifel Rücksprache mit Ihrem Arzt. Nachfolgend werden

Ihnen die für Ihre Augen wichtigsten Vitamine, Mineralien, Antioxidantien und Spurenelemente vorgestellt, Ernährungsempfehlungen ergänzen die Darstellung.

Vitamin A

Liest man über Vitamin A, hat man schnell das Bild einer Karotte vor dem inneren Auge. In diesem Zusammenhang geht es speziell um das Betacarotin, das in orangem Gemüse enthalten ist – unter etwas Fettzugabe wird dieses in der Leber zu Vitamin A verstoffwechselt. Vitamin A dagegen kommt in tierischen Lebensmitteln vor, wie zum Beispiel Butter, Käse, Vollmilch, Fisch und Eiern.

Bei längerer Computerarbeit, übermäßigem Sonnenkonsum, Trockenheit der Hornhaut sowie bei Nachtblindheit wird mehr Vitamin A benötigt. Essen Sie zu jeder Mahlzeit Gemüse oder Obst und geben etwas Fett hinzu, so verbessern Sie die Vitamin-A-Versorgung. Bereiten Sie einen Karottensalat mit ein paar Tropfen Olivenöl zu, dünsten Sie Spinat mit Butter und ergänzen Sie Ihr morgendliches Müsli mit Gojibeeren oder wählen Sie gemischten Salat mit Ei, Käse und einem leckeren Dressing zu Mittag oder Mango und Aprikose mit Quark zum Frühstück – all dies wertet den Vitamin-A-Gehalt Ihrer Mahlzeiten auf. Wenn Sie mehr pflanzliche Nahrungsmittel verzehren, bleiben Sie zudem in einem ausgewogenen Säure-Basen-Haushalt. Erinnern Sie sich?

Vitamin-B-Komplex

B-Vitamine spielen im Stoffwechsel eine zentrale Rolle, unterstützen die Funktion des Sehnervs und sorgen für eine wache Gehirnleistung. Zudem wirken sie einer Makuladegeneration entgegen. Durch vegane Ernährung oder Darmentzündungen kann ein Vitaminmangel auftreten. Auch Stress, Alkohol, Zucker und Koffein verbrauchen sehr viele B-Vitamine.

Greifen Sie also öfter zu Vollkornprodukten, Sonnenblumenkernen und Hefeflocken. Mithilfe dieser Zutaten lässt sich ein Müsli oder ein Mittagessen aufwerten. Eigelb, Milch und Käse sind ebenfalls gute Vitamin-B-Lieferanten und könnten mit dunkelgrünem Blattgemüse, Hirse, Quinoa und Weizenkeimen zur vielfältigen Mahlzeit werden.

Vitamin C

Das Auge ist der größte Vitamin-C-Verbraucher im gesamten Körper. Die Konzentration des wasserlöslichen Vitamins ist im Kammerwasser und in der Augenlinse am höchsten, mit zunehmendem Alter nimmt diese allerdings ab. Um Entzündungen vorzubeugen, die Durchblutung der Augen anzuregen und um die Blutgefäße der Augen zu stärken, werden täglich bis zu 300 Gramm Vitamin C benötigt. Wer täglich fünf Portionen Obst und Gemüse zu sich nimmt, erreicht schon die Zufuhrempfehlung der Deutschen Gesellschaft für Ernährung,[17] die bei um die 100 Gramm liegt. Ein selbst gemachter Smoothie mit Kiwi, Zitrone, Orange, Mango und Grünkohl deckt den Vitamin-C-Bedarf. Auch in Acerola Kirsche, Sanddorn, Paprika, Petersilie, Spinat und Sprossen findet man hohe Mengen dieses Vitamins. Versuchen Sie, die meisten Obst- und Gemüsesorten roh zu verzehren, so bleiben die wichtigsten Nährstoffe enthalten.

Vitamin D

Das Sonnenvitamin, das über die Haut aufgenommen wird, schützt vor Entzündungen und kann die Entwicklung sowie das Fortschreiten einer altersbedingten Makuladegeneration mindern. Auch die durch die Zuckerkrankheit *(Diabetes mellitus)* hervorgerufene Erkrankung der Netzhaut des Auges kann reduziert werden. Da das Sonnenvitamin für die Verstoffwechselung von Kalzium verantwortlich ist, wird ein niedriger Vitamin-D-Spiegel mit dem trockenen Auge in Verbindung gebracht – bei seinem Ausbleiben wird die Bildung der Tränen beeinträchtigt. Wenn man den Kalziumgehalt verschiedener Lebensmittel betrachtet, so hat Kuhmilch nur 120 Milligramm Kalzium pro 100 Gramm, dagegen hat Sesam sogar 785 Milligramm davon. Weitere Kalziumlieferanten sind verschiedene Beerenarten, Hülsenfrüchte und Vollkornprodukte.

Eine positive Wirkung des Sonnenlichts liegt definitiv in der Erhöhung des Serotoninspiegels, was für gute Laune sorgt. Vitamin D ist besonders in folgenden Lebensmitteln enthalten: Milchprodukte, Hering, Leber, Eier und Pilze.

Versuchen Sie die Produktion des Vitamins D durch längere Spaziergänge an der frischen Luft zu erhöhen und Ihre Ernährung zusätzlich mit den aufgezählten kalziumhaltigen Lebensmitteln zu kombinieren. Haben Sie schon ein Vollkornbrot mit

Sesammus bestrichen, mit etwas Honig und mit leckeren Beeren darauf? Oder haben Sie Champignons in Butter angebraten und mit Spiegelei dazu gegessen?

Vitamin E

Etliche gesunde Pflanzenöle beinhalten besonders viel Vitamin E, Oliven- oder Walnussöl gehören dazu. Auch Mandeln, Samen, Nüsse, Kerne und Avocado sind in dieser Hinsicht sehr wertvoll.

Durch Vitamin E wird die Elastizität der Augenlinse erhöht und somit dem grauen Star oder der Alterssichtigkeit vorgebeugt. Zudem ist dieses Vitamin für die ausreichende Blutzufuhr zu den Augen zuständig. Werten Sie Ihre Mahlzeiten mit den hier eben vorgeschlagenen Lebensmitteln auf. Ein Müsli kann zum Beispiel mit Haferflocken, Mandeln, Samen und leckeren Früchten serviert werden. Eine Avocado mit einer Banane, zwei Teelöffeln Kakao und einem Schluck Orangensaft gemixt, zaubert schnell einen köstlichen, gesunden Nachtisch.

Lutein und Zeaxanthin

Lutein und *Zeaxanthin* gehören zu den Carotinoiden. Diese zwei Pflanzenstoffe wirken wie eine innere Sonnenbrille, die die Makula vor zu viel ultraviolettem Licht schützt. Beide sind in der Lage, für das Auge schädliche Strahlen zu absorbieren. Bei Augenerkrankungen wie der Netzhautablösung ergibt es Sinn, diese Antioxidantien dem Körper über Nahrungsergänzung zuzuführen, da die Lebensmittel oft zu wenig davon aufweisen. Die Einnahme sollte dann über einen Zeitraum von rund zwei Monaten erfolgen, damit die Substanzen die Augen erreichen.

Lutein und Zeaxanthin kommen überwiegend in Gemüse vor, da hier der Chlorophyllgehalt am höchsten ist – Chlorophyll hat auf den Körper eine entgiftende und antioxidative Wirkung und sorgt dafür, dass unsere Zellen optimal mit Sauerstoff versorgt werden. Grünkohl, Petersilie, Spinat, Brokkoli, grüne Bohnen, Heidelbeeren oder Paprika können optimalerweise täglich – gedünstet oder roh – zu den verschiedenen Mahlzeiten gereicht werden. Was vielen gut schmeckt, ist ein Grünkohl-Smoothie mit Obst gemixt und kühl serviert.

AUF EINEN BLICK

Die Augen essen mit

- Eier
- Fisch
- Mandeln
- Avocado
- Brokkoli
- Blaubeeren
- Spinat
- Karotten
- Quark
- Knoblauch
- Bohnen
- Grünkohl

Omega-3-Fettsäuren

Es gibt zwei essenzielle Fettsäuren: Zum einen die Omega-6-Fettsäure, die zwar für das Immunsystem benötigt wird, jedoch kann ein Zuviel davon Entzündungen im Körper verursachen. Zum anderen gibt es die Omega-3-Fettsäure, die die Blutgefäße geschmeidig hält. Davon hängen Blutdruck und Herzrhythmus ab. Zudem bringt diese Fettsäure Entzündungsvorgänge zum Abklingen. Sie ist ein wichtiger Bestandteil der Netzhaut und unverzichtbar für die Gehirnfunktion. Zudem wirkt sie dem trockenen Auge entgegen.

Erst ein gesundes Verhältnis beider Fettsäuren sorgt für optimale Gesundheit. Verzehren Sie mehr fetten Fisch wie Lachs, greifen Sie oft zu Walnüssen, Leinsamen, Chiasamen, Mandeln und ergänzen Sie Ihre Mahlzeiten mit Lein- oder Hanföl. Sonnenblumenöl, Schmalz oder überwiegend tierische Fette als Omega-6-fetthaltige Lebensmittel sollten besonders bei Augenerkrankungen mit Vorsicht genossen werden. Bei trockenem Auge hat sich Quark mit einem Teelöffel Leinöl bewährt. Wer eine vegane Variante bevorzugt, kann Mandelmus mit Leinöl verrühren.

Selen

Selen ist ein wichtiges antioxidatives Spurenelement, das in der Makula benötigt wird. Gute Quellen für Selen sind unter anderem Schweinefleisch, Fisch und Eier sowie Pilze, Linsen, Spargel und Nüsse, insbesondere Paranüsse. Vegane, proteinarme Ernährung kann eine Unterversorgung an diesem Spurenelement verstärken.

Kombinieren Sie in Ihren Mahlzeiten Hülsenfrüchte mit Pilzen oder snacken Sie ab und an eine Handvoll Paranüsse. So decken Sie den Tagesbedarf an Selen.

Zink

Das lebenswichtige Spurenelement Zink kommt in hoher Konzentration in der Netzhaut vor. Es hilft bei der Wundheilung und wirkt zusammen mit Vitamin A der Nachtblindheit entgegen. Ein Mangel wird oft mit grauem Star und Makuladegeneration in Verbindung gebracht. Menschen, die häufig Diäten machen, sowie ältere Menschen weisen oft eine unzureichende Zinkversorgung auf. Brüchige, mit weißen Flecken versehen Nägel deuten auf ein Defizit.

Haferflocken mit Walnüssen und Paranüssen oder Linsen, Vollkorngetreide, Eier, Fleisch, Fisch und Käse sind gute Zinklieferanten und ergänzen eine gesunde Lebensmittelauswahl.

AUF EINEN BLICK

Vitalstoffe für die Augen – der tägliche Bedarf[18]

- Vitamin A: 0,8–1,0 mg
- Betacarotin: 2,0–4,0 mg
- Vitamin-B-Komplex: 1,0–1,3 mg
- Vitamin C: 110–300 mg
- Vitamin E: 15–17 mg
- Vitamin D: 2–4 µg
- Omega-3-Fettsäure: 300–1000 mg
- Omega-6-Fettsäure: 110–140 mg
- Lutein: 4–12 mg
- Zeaxanthin: 1–2 mg
- Selen: 30–70 mg
- Zink: 2,5–10 mg

Typgerechte Ernährung nach der Irisfarbe

Es gibt zahlreiche unterschiedliche Diättrends und viele Menschen folgen ihnen. Das zieht jedoch häufig eine einseitige Ernährung nach sich. Bei *Low Carb* (also einer

Ernährungsweise mit wenig Kohlenhydraten) achtet man auf eine geringe Menge an Kohlehydraten, während man bei der Ketoernährung oder der ketogenen Ernährung überwiegend fetthaltig isst. Die Stoffwechseldiät erlaubt nur 500 Kalorien am Tag – schnell kann sich so ein Vitalstoffmangel einstellen, der nicht selten Heißhungeranfälle auslöst.

Das Ernährungsthema ist sehr umfangreich. Und bestimmt wussten Sie schon vieles, worüber in diesem Buch berichtet wurde. Spannend wird es allerdings, wenn Sie einen Blick in den Spiegel wagen, tief in die Augen schauen und nun die Ernährung anhand Ihrer Irisfarbe und weiteren Merkmalen selbst bestimmen können. Die bisherige Darstellung ist dafür grundlegend, um ein besseres Verständnis für das nachfolgende Wissen entwickeln zu können.

Die Iris stellt eine Abbildung des Körpers dar – ähnlich wie bei den Fußreflexzonen. Laut *Iridologie* (auch Irisanalyse genannt), die ihre Anfänge im 19. Jahrhundert schreibt, ist das Auge über das Nervensystem mit allen Körperteilen verbunden. Die Zusammensetzung und Positionen der verschiedenen Farbtöne im Auge ermöglichen eine Aussage über den Stoffwechsel. Laut dem deutschen Irisdiagnostiker Joseph Deck gibt es verschiedene Konstitutionstypen auf Basis der Irisfarbe. Bei der blauen Iris erfolgt die Entgiftung des Körpers über die Lymphe, grüne Augen befreien sich über die Milz und über die Niere von den Giftstoffen. Bei brauner Iris werden die Abfallprodukte über Blut und Leber abtransportiert.

So individuell jeder Mensch auch ist, so individuell sind seine Augen. Mithilfe der nachfolgenden und recht einfachen Iris-Selbstdiagnose lässt sich eine typgerechte Ernährung zusammenstellen. Diese ersetzt zwar nicht die fachmännische Irisanalyse, kann jedoch beim Beachten der Hinweise zum Wohlbefinden beitragen.

Zeig mir deine Augenfarbe und ich sage dir, was du isst

In der Iridologie werden die Augenfarben in drei Gruppen unterteilt – eine Gruppe bilden blaue Augen (inklusive graue und blaugraue), eine zweite die braunen Augen und eine dritte besteht aus den Mischformen mit Farben wie Grünbraun oder Hellbraun (Hellbraun hat tatsächlich eine blaue Grundfarbe und eine oft braune, flächig aufgelagerte Pigmentierung). Ein genauerer Blick in den Spiegel hilft Ihnen nicht nur bei der Farbzuordnung, sondern auch beim Erkennen weiterer Iriszeichen. Haben Sie einen Spiegel zur Hand? Dann geht es nun los.

Legen Sie sich eine Lupe, eine Taschenlampe und einen Stift in Greifnähe. Letztgenanntes können Sie nutzen, um sich die erkennbaren Merkmale Ihrer Augen aufzuschreiben – auf Seite 160 finden Sie eine Vorlage diesbezüglich. Warum Sie eine Taschenlampe brauchen? Mit einer Taschenlampe erkennen Sie Ihre Augenfarbe besser und die Struktur der Iris genauer. Eine Lupe hilft Ihnen, Details und Eigenheiten noch exakter zu erfassen, die Sie mit bloßem Blick wahrscheinlich nicht identifizieren könnten. Eine weitere Möglichkeit, die Iris aus der Nähe zu betrachten, bietet Ihnen eine Digitalkamera. Deren Nutzung benötigt allerdings etwas Übung, damit Sie kontrastreiche Fotos erhalten. Am besten nehmen Sie also zunächst den Spiegel.

Zu Beginn leuchten Sie, vor dem Spiegel stehend, Ihre Augen seitlich vorsichtig mit der Taschenlampe an. Notieren Sie dann die sichtbare Augenfarbe: Blau, Grau, Blaugrau, Blaugrün, Braun, Hellbraun oder Grünbraun. Beachten Sie zum Beispiel beim blauen Auge, ob die Farbe deutlich sichtbar ist oder ob sie mit weißen Auflagerungen versehen ist. Das Auge erscheint dann grau. Schauen Sie nachfolgend auf die Struktur – ist sie glatt und ähnelt den Seidenfäden oder sind in der Irisoberfläche Furchen, Wellen oder kreisförmige Rillen sichtbar? Dies besser zu erkennen, dabei hilft ein Blick durch die Lupe, während Sie vor dem Spiegel stehen. Konzentrieren Sie sich zuletzt auf die Pupille jedes Auges, ihre Größe und damit auf ihre Tätigkeit.

Wegen des seitlichen Lichteinfalls zieht sich die Pupille zusammen und wird kleiner. Wenn Sie jedoch eine Zeit lang mit der Taschenlampe leuchten und sich das Auge an das helle Licht gewöhnt, weitet sie sich wieder. Das ist der perfekte Zeitpunkt, um die Größe der Pupille zu bestimmen. Von einer normalen Größe spricht man, wenn die Pupille etwa ein Viertel der Gesamtfläche der Iris einnimmt.

Mit den nachfolgenden Informationen können Sie noch genauer Ihre Iris begutachten und Farben, Struktur sowie alle weiteren Merkmale aufschreiben und die Ernährung anhand dessen zusammenstellen.

Gesundheitstipps bei blauen Augen

Beim Blick in den Spiegel, erkennen Sie ein blaues, graues oder blaugraues Auge? Dann gehören Sie in diese Gruppe hier. Menschen mit einer dieser Augenfarben sind meist hellhäutig und haben oft helle Haare – es gibt jedoch Ausnahmen. Der Stoffwechsel ist bei ihnen beschleunigt und produziert eine entsprechende Menge an Abfallstoffen. Da die Giftstoffe des Körpers über die Lymphe ausgeschieden werden, neigen Blauäugige oft zu Erkältungen, Halsschmerzen und haben geschwollene Lymphknoten. Auch tendieren sie zu Blasenentzündungen. Ebenso sind rheumatische Schmerzen oder Allergien keine Seltenheit.

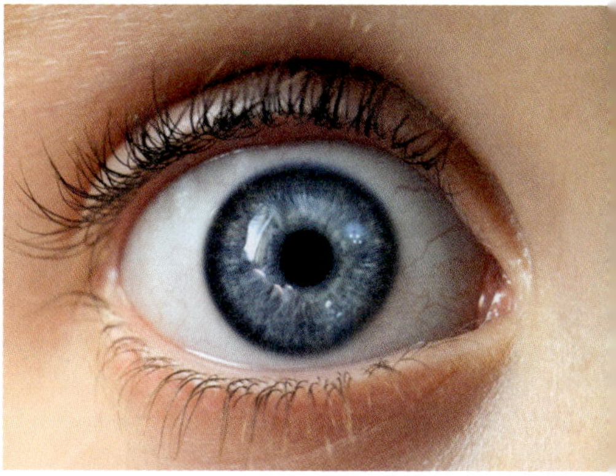

Deutlich sieht man die blaue Farbe und die dezenten weißen Auflagerungen, die bei Blauäugigen oft zu finden sind.

Erscheint das Auge grau, so sind häufig weiße Auflagerungen auf der Iris vertreten, die auf eine Übersäuerung des Körpers hindeuten. Müdigkeit, Schlafstörungen, Kopfschmerzen oder Neurodermitis sind typische Anzeichen dafür. Vielleicht kommen Ihnen die aufgelisteten Beschwerden bekannt vor? Doch was tun, um die eigene Gesundheit zu stärken?

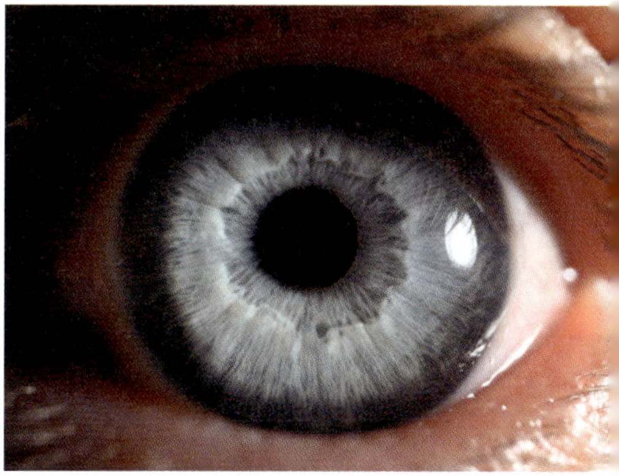

Eine graue Augenfarbe ergibt sich, wenn sich bei einem blauen Auge viele weiße Auflagerungen auf der Iris befinden.

Zuerst sollten Sie Ihren Wasserhaushalt überprüfen. Trinken Sie ausreichend? Ein Mehr an kohlensäurefreiem Wasser wäre eine gute Maßnahme zum Anfang. Blättern Sie als Nächstes zu Seite 138 und lesen Sie sich die Informationen zum Thema Basen-Säure-Haushalt erneut durch. Die dortigen Vorschläge sind besonders für Blauäugige wichtig. Basenüberschüssige Ernährung sowie die Zugabe von bestimmten Mineralien sind nur einige davon. Damit die Niere nicht mit der Ausscheidung unverdauter Stoffwechselprodukte belastet wird, sollten Sie eine eiweißarme Ernährung verfolgen. Auch eine Reduktion des Kaffeekonsums ist empfehlenswert. Hülsenfrüchte, Linsen, Bohnen, Erbsen, aber ebenfalls Reis, Amaranth, Dinkel, Quinoa, Hafer und Hirse sind reich an veganen Proteinen, die öfter in den Mahlzeitenplan eingebaut werden können. Besonders in der kalten Jahreszeit werden warme Öle wie Leinsamen-, Hanf- und Olivenöl benötigt, die reich an einfachen, ungesättigten und essenziellen Fettsäuren sind.

Um die Gesundheit auf der physischen Ebene zu stärken, können Blauäugige zusätzlich durch eine Lymphmassage oder Übungen auf dem Trampolin ihre Ausscheidung unterstützen. Fußbäder, Schwimmen, Yogapraxis und ein tiefes Atmen können ebenfalls den Lymphfluss anregen.

Gesundheitstipps bei braunen Augen

Um braune Augen zu erkennen, braucht man tatsächlich keine Lupe. Doch auch hier gibt es unterschiedliche farbliche Nuancen. Die einheitlich samtbraune Iris deutet auf einen *hämatogenen* Typ, was so viel heißt wie »über das Blut«.

Das bedeutet, dass bei Braunäugigen die Abfallprodukte über Blut und Leber abtransportiert werden. Deshalb neigen Menschen mit dieser Augenfarbe oft zu Stoffwechselerkrankungen und Durchblutungsstörungen wie hohem Blutdruck- und auffälligen Cholesterinwerten, zu Kreislaufbeschwerden und Diabetes. Weitere häufige Krankheitsbilder sind chronische Verspannung der Muskulatur, Schilddrüsenstörung, starke Menstruation bei Frauen sowie Krampfadern. Damit an dieser Stelle nicht nur die Krankheitssymptome aufgelistet werden, folgen nun ein paar wichtige Ernährungsregeln.

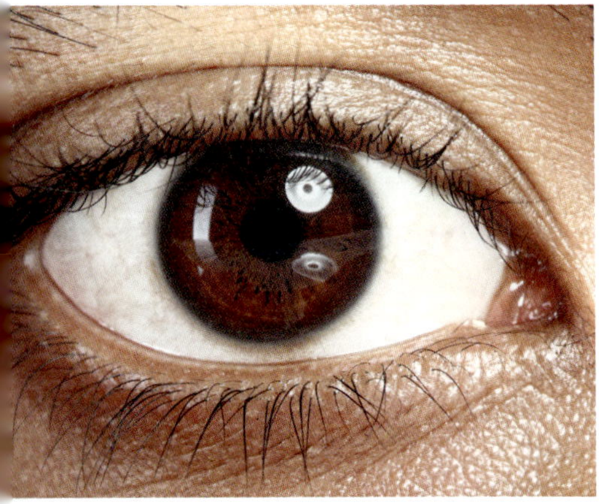

Ein typisches samtbraunes Auge – die durchgehend tiefe braune Farbe ist auch mit bloßen Augen und ohne Lupe zu erkennen.

Da Verdauungsstörungen bei Braunäugigen keine Seltenheit sind, sollte mediterraner Kost Vorzug gegeben werden, eine schwer kalorische Ernährung gilt es zu meiden. Rote Früchte, die blutreinigend wirken, und rohes grünes und somit enzymhaltiges Gemüse sollten hier die breite Basis bilden. Abends sollte dabei auf Rohkost verzichtet werden, damit sich keine Verdauungsprobleme einschleichen. Vollkornprodukte, Kartoffeln, wenig rotes Fleisch, dafür mehr

Fisch sowie Lebensmittel mit Omega-3-Fettsäuren sollten täglich auf dem Speiseplan stehen. Gesäuerte Milchprodukte (wie Kefir und Dickmilch) zu verzehren und gleichzeitig auf Zucker zu verzichten, das wirkt sich positiv auf die Darmgesundheit aus.

Ingwer und Chili regen die Durchblutung an; Knoblauch und Artischocke senken die zu hohen Cholesterinwerte; und Kardamom, Zimt, Pfeffer sowie Koriander halten ein träges Verdauungssystem auf Trab. Säuerliche Säfte, Bier und Wein werden – in moderater Menge getrunken – gut vertragen. Braunäugige sollten zusätzlich regelmäßig Leberentgiftung und Darmreinigung durchführen. Das bekanntesten Hausmittel besteht in Bewegung – bereits eine halbe Stunde täglich zu spazieren oder Rad zu fahren hilft der Leber auf die Sprünge. Auch genügend Wasser zu trinken bringt den Stoffwechsel auf Trab. Auf Seite 141 wurde schon einiges zum Thema Wasser gesagt. Bitterstoffe, die sich in verschiedenen Gemüsesorten befinden, kurbeln den Fettstoffwechsel an und fördern überdies eine gesunde Darmtätigkeit. Dazu zählen unter anderen: Artischocken, Fenchel, Knoblauch, Löwenzahn, Ingwer, Kurkuma und Marinedistel.

Bei Muskelkrämpfen können verschiedene Entspannungsmethoden helfen – Autogenes Training, Yoga, Tai-Chi sowie Saunabäder haben sich hier bewährt. Wandern, Tanzen, Joggen oder Schwimmen halten das Herz und die Blutgefäße gesund.

Gesundheitstipps bei Mischaugen

Erkennen Sie beim Blick in den Spiegel eine Iris, die mit zwei Farben versehen ist, so handelt es sich um eine Mischform. Die Farbvarianten Hellbraun oder Grünbraun sind hier am stärksten vertreten. Wobei die Pigmentierung im zentralen Bereich um die Pupille herum dichter ist als zum Rand hin, was sich mit der Lupe noch genauer differenzieren lässt. Dies deutet auf eine Anfälligkeit im Bereich der Verdauungsorgane hin, etwa der Leber, Milz, Gallenblase oder Bauchspeicheldrüse, die dann nicht genügend Verdauungsenzyme produzieren. Lebensmittelunverträglichkeiten, Blähungen, Reizdarm, Neigung zur Verstopfung, Hautekzeme sowie Gewichtsschwankungen sind dann keine Seltenheiten. Was also tun?

Es gibt eine Reihe von Faktoren, die Sie selbst beeinflussen können. Zuerst sollte jedoch ein Verdacht auf eine Nahrungsmittelallergie medizinisch abgeklärt werden.

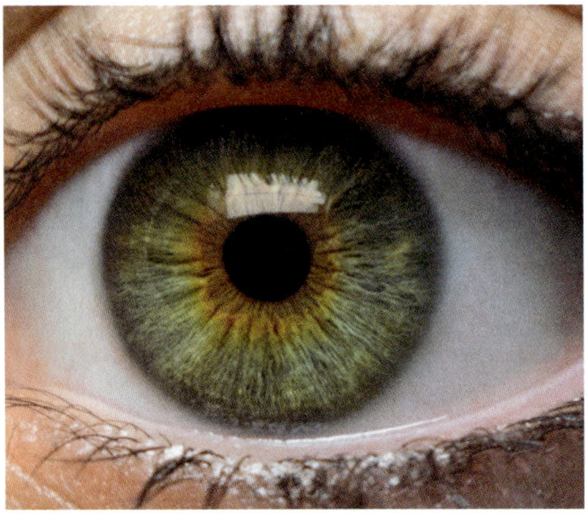
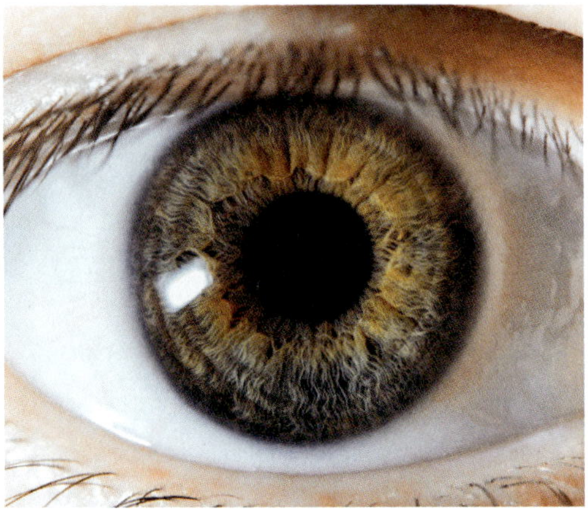

Ein Auge mit zwei Farben: Links ist die Iris um die Pupille herum hellbraun, außen wird sie grünlich. Um die Pupille herum kann die Iris aber auch bräunlich sein, während sie nach außen hin gräulich wird.

Nachfolgend achten Sie auf eine ballaststoffreiche und zuckerarme Kost und ergänzen Ihren Speiseplan mit bitteren Lebensmitteln, wie etwa Chicorée oder Radicchio. Die Verdauungsorgane können zusätzlich entlastet werden, wenn Sie bei drei Mahlzeiten pro Tag bleiben und Trennkost praktizieren – Trennkost meint, dass Sie protein- und kohlenhydratreiche Lebensmittel getrennt verzehren. Zu dieser Ernährungsweise gibt es zahlreiche Bücher auf dem Markt. Sie werden bestimmt fündig werden, wenn Sie an näheren Informationen interessiert sind.

Zudem kommt hier auch besonders noch das ab Seite 138 behandelte Thema der Säure-Basen-Balance zum Tragen, da das Mischauge einen blauäugigen Anteil hat. Regelmäßige Leberentgiftung und Darmreinigung werden beim braunen Auge auf Seite 154 beleuchtet, diese Empfehlung gilt hier genauso. Essen Sie langsam und in kleinen Portionen – Ihr Nervensystem, das die Verdauung reguliert, wird durch Ruhe und Erholung aktiviert. Meditation, Yoga oder Atemübungen haben sich bei der Mischiris ebenfalls als hilfreich erweisen.

Verschiedene Irismerkmale

Neben der Farbe sind noch weitere Strukturmerkmale sichtbar, auch die Pupillenveränderung und die Pigmentierung in der Iris. Haben Sie, wie auf Seite 158 beschrieben, Ihr Auge in dieser Hinsicht untersucht? Wenn nicht, nehmen Sie die

Struktur wortwörtlich nun unter die Lupe und betrachten Sie die feinere Faserungsoberfläche. Anschließend widmen Sie sich der Pupille und betrachten sie in voller Größe. Bestimmte Anzeichen können Ihnen Auskunft über das Nervensystem geben sowie Ihnen anzeigen, welche hilfreiche Maßnahmen Sie ergreifen können. Um auf die Pigmentierung und weitere Merkmale der Iris genauer einzugehen, bedarf es noch deutlich mehr Buchseiten, was den Rahmen hier sprengen würde. Am besten machen Sie sich Notizen zu allen für Sie sichtbaren Zeichen, die Sie in Ihrer Iris erkennen, und vereinbaren einen Termin bei einer Iridologin. Sie werden staunen, was Ihre Augen Ihnen noch verraten können.

Glatte Irisstruktur

Sind Sie blauäugig, so erkennen Sie vielleicht in Ihrer Iris glatte, sehr feine, dicht aneinandergedrängte Fasern, die an Seidenfäden erinnern. Solche Menschen charakterisiert ein starkes Immunsystem, Sie sind sehr leistungsorientiert, verausgaben sich jedoch zu schnell. Oft findet man den sogenannten Seidentypen in der Chefetage mit enormer Disziplin, geradlinigem Denken – Menschen, die sich nicht so schnell aus der Fassung bringen lassen. Nichtsdestotrotz müssen gerade diese Menschen lernen, kürzerzutreten und sich zu erholen, sonst ist der Burn-out nicht weit entfernt. Entspannung und Ausgleich finden sie oft in den sportlichen Aktivitäten, denn dadurch werden die körpereigenen Glückshormone regelrecht ausgeschüttet. Auch typgerechte Ernährung kann für diese Menschen von großen Vorteil sein. Sie benötigen höhere Konzentration von Vitamin B und C sowie Mineralstoffe. Zucker, Kaffee und schwarzer Tee haben dagegen eine aufputschende Wirkung und sollten lediglich in moderaten Mengen getrunken beziehungsweise gegessen werden.

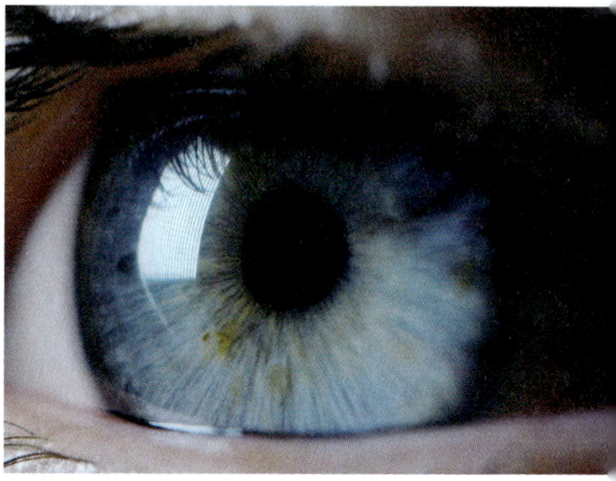

Dieses blaue Auge mit feinen weißen Auflagerungen auf der Iris hat eine glatte Struktur – es handelt sich daher um einen Seidentyp.

Wellige Irisstruktur

Die weiteren hier aufgelisteten Strukturmerkmale sind bei allen Iristypen zu finden. Die Rede ist von sogenannten Wellen oder kreisförmigen Rillen,

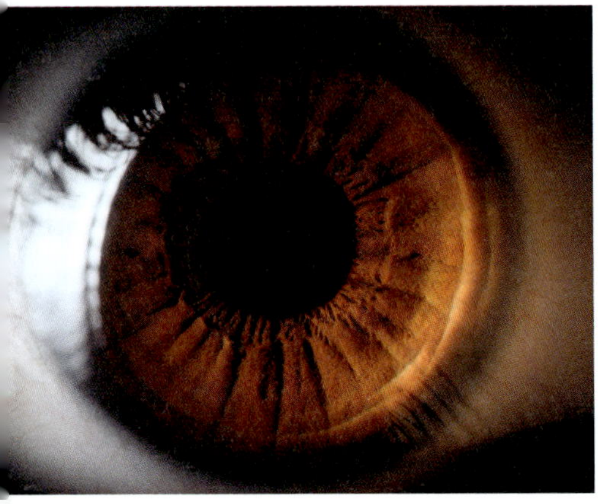

Wie Sonnenstrahlen legen sich deutlich sichtbare Rillen und Furchen um die Pupille herum.

die ganz oder teilweise um die Pupille herum vorkommen. Zu der gleichen Strukturgruppe gehören auch sichtbare Furchen – tiefe Rillen, die sich wie Sonnenstrahlen vom Pupillenrand bis zum Irisrand ausbreiten. In beiden Fällen handelt es sich um leistungsorientierte Menschen, die nach außen hin sicher und selbstbewusst wirken, jedoch einen ausgesprochen sensiblen Kern aufweisen. Zudem finden sich hier auch Hinweise auf innere Anspannung, Stress und Verkrampfung, die sich in Migräne, Magenschmerzen, Rückenbeschwerden oder Erschöpfung äußern.

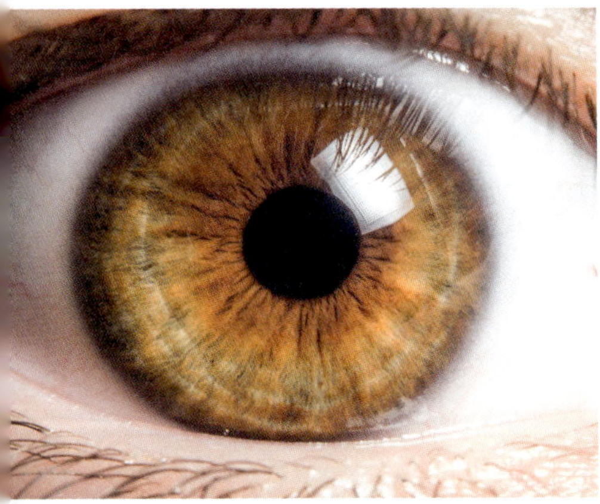

Im äußeren Bereich der Iris sind bei diesem Auge die Wellen oder kreisförmige Rillen gut erkennbar.

Der Schlüssel zur Lösung ist eine gesunde Lebensweise – ein ausgeglichenes Verhältnis zwischen Arbeit und Regeneration, ein ausgewogener Ernährungsstil mit frischen Lebensmitteln sowie regelmäßige sportliche Betätigung. Massagen, Meditationen oder sogar Hypnose kommen bei Menschen mit diesen Merkmalen sehr gut an. Um das Nervensystem zusätzlich zu stärken, wird vitaminreiche Nahrung benötigt. Dazu zählen B-Vitamine, gefolgt von Vitamin A und C und Kalzium.

Pupillengröße

Ein wichtiges Kriterium, um ein Gleichgewicht des vegetativen Nervensystems zu beurteilen, stellt die Größe der Pupille dar. Beim Blick in den Spiegel können Sie mit einer Taschenlampe seitlich auf die Augen leuchten und beobachten, wie die Pupillen auf unterschiedliche Lichtverhältnisse reagieren. Sie weiten sich in der Dunkelheit und verengen sich beim Lichteinfall. Auch Anspannung und Entspannung machen sich hier bemerkbar. Ist das sympathische Nervensystem überaktiv, wird das in einer großen Pupille sichtbar, bei Überreaktion des Parasympathikus ist die Pupille dagegen sehr winzig.

Eine stark geweitete Pupille, die mehr als ein Viertel der Iris einnimmt, deutet auf einen aktiven, aufgeschlossenen Menschen hin, der sich oft verausgabt. Hier sorgt der Sympathikus für eine erhöhte Ausschüttung des Hormons Adrenalin, was zu einer Überanstrengung führt. Ebenfalls bei Einnahme von bestimmten Arzneimitteln, bei einer Schilddrüsenerkrankung oder Alkoholkonsum sieht man die Pupille in ihrer Übergröße. Bei einer optischen Augenvermessung zeigt sich eine erweiterte Pupille oft bei einer beginnenden Kurzsichtigkeit. Sie können an dieser Stelle gern nochmals zur Seite 54 zurückblättern und sich in Erinnerung rufen, was Dauerstress für die Augen bedeutet. Dort wird detaillierter auf das vegetative Nervensystem eingegangen. Haben Sie eine vergrößerte Pupille bei sich festgestellt, so wäre es ratsam, dass Sie verschiedenen Entspannungstechniken Raum in Ihrem Leben geben – auf der physischen wie auch auf der visuellen Ebene. In Kapitel 3 wurde eine bunte Vielfalt an diesbezüglichen Vorschlägen zusammengestellt, Sie werden unter diesen bestimmt fündig werden.

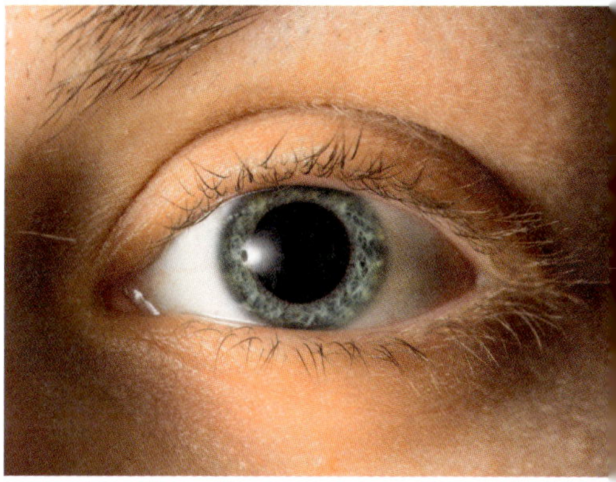

Wenn die Pupille mehr als ein Viertel der gesamten Iris einnimmt, so handelt es sich um eine vergrößerte Pupille.

Bei einer überdurchschnittlich kleinen Pupille ist dagegen der Parasympathikus im Spiel. Eine erhöhte Magen-Darm-Tätigkeit, niedriger Blutdruck sowie ein verringerter Pulsschlag sind bei diesen Menschen zu finden. Sie sind häufig antriebsschwach und benötigen viel Schlaf. Oft ist die Kleinpupille aber auch ein Anzeichen für eine chronische Überforderung. Moderate sportliche Aktivitäten erhöhen nicht nur den Puls, sondern sorgen zusätzlich für die Ausschüttung des Glückshormons Serotonin. Ein ausgeglichenes Verhältnis zwischen Arbeit und Entspannung sowie eine gesunde Ernährung mit kohlenhydratreichen Vollkornprodukten, viel frischem Obst und Gemüse unterstützen den Parasympathikus bei seinen Aufgaben. Wenn Sie Ihr vegetatives Nerven-

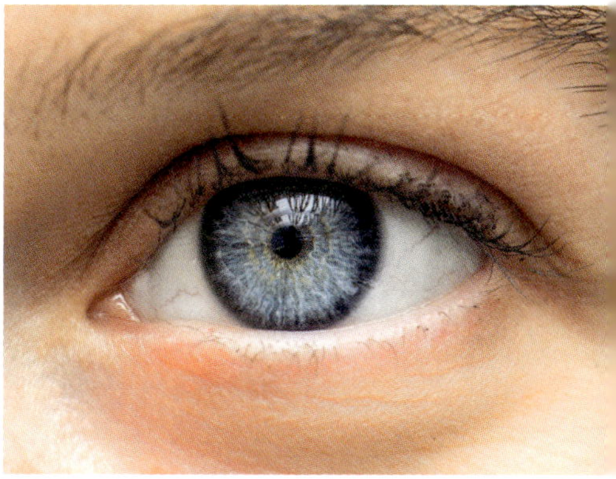

Die verkleinerte Pupille ähnelt von der Größe her einem Stecknadelkopf. Ursächlich hat der Parasympathikus mit ihr zu tun.

system wieder in Gleichklang bringen, wird Sie eine zeitweilige Überforderung nicht so schnell aus der Bahn werfen.

AUF EINEN BLICK

Blick in die Iris

In dieser Übersicht können Sie Ihre Augenfarbe, die Struktur und die Pupillengröße notieren.

Augenfarbe:

- ☐ Blau
- ☐ Blaugrau
- ☐ Braun
- ☐ Grünbraun
- ☐ Grau
- ☐ Blaugrün
- ☐ Hellbraun

Struktur:

- ☐ Glatt
- ☐ Wellen oder kreisförmige Rillen
- ☐ Furchen

Pupillengröße:

- ☐ Klein
- ☐ Groß

Schlusswort

Das Sehtraining half im Jahr 2006 nicht nur meinem Sohn, besser zu sehen, es veränderte ab dem 1. Februar 2013 zusätzlich mein komplettes Leben. Dieser Tag markierte den Anfang einer wunderbaren Reise mit vielen spannenden Momenten, zahlreichen Fortbildungen und unzähligen zufriedenen Kunden. Das, was Sie in der Hand halten, ist ein Resümee meiner Leidenschaft.

Ich hoffe, Sie haben hier viele umsetzbare Tipps und wirksame Übungen für sich entdeckt. Betrachten Sie das Buch aber auch weiterhin als ein nützliches Nachschlagewerk und ein praktisches Arbeitsbuch. Das Buch kann Ihnen immer helfen, Ihre Sehkraft zu stärken, den Sehstress zu vermindern und eine bessere Augengesundheit zu erreichen. Es bleibt mir nun, Ihnen einen guten Durchblick für die Zukunft zu wünschen. Bleiben Sie dran – tun Sie etwas, damit es Ihnen und Ihren Augen gut geht. Wie das geht, das steht in diesem Buch.

Quellenverzeichnis

1 Optima Pharmazeutische GmbH: Trockene-Augen-Management. Das können Sie gegen trockene Augen tun. Link: www. liponit.de/trockene-augen-management [Aufgerufen am 18.07.2022]

2 Statistisches Bundesamt (2019): Digitale Arbeitswelt: 33 Millionen Erwerbstätige nutzen Computer oder computergesteuerte Geräte. Link: www.destatis.de/DE/Presse/Pressemitteilungen/2019/05/PD19_194_639.html [Aufgerufen am 18.07.2022]

3 Dipl.-Kfm. (Univ.) Dipl.-Ing. (FH) Degle, Stephan (2005): Arbeit und Sehen – Eine interdisziplinäre Erklärung von Veränderungen des Sehens durch Bildschirmarbeit. Universität Augsburg. Seite III

4 Kirstin Gründel (2021): BGM: Bildschirmpausen sind Pflicht. Link: www.totalrewards.de/bav-benefits/vorsorge-gesundheit/bgm-bildschirmpausen-sind-pflicht-69171/ [Aufgerufen am 18.07.2022]

5 Roland Berger Strategy Consultants: Betriebliches Gesundheitsmanagement (BGM) ist eine Investition mit mehrfacher Rendite. Link: www.rolandberger.com › tac_bgm_d_final [Aufgerufen am 18.07.2022]

6 Bärbel Hölscher (2020): Geierhals und Hohlkreuz: Zentrierung – Das Selbsthilfeprogramm für eine gesunde Haltung. Aurum-Verlag, Seite 11

7 Pressemitteilung Universität Mainz (2014): Kurzsichtigkeit nimmt mit höherer Bildung und längerer Schulzeit zu. Wissenschaftliche Studie der Universitätsmedizin Mainz belegt Zusammenhang zwischen Bildung und Kurzsichtigkeit. Link: www.uni-mainz.de/presse/61304.php [Aufgerufen am 18.07.2022]

8 Schaeffel, F. (2011): Myopie-Update 2011. Link: www.eye-tuebingen.de/fileadmin/user_upload/labs/schaeffel/docs/overview_articles/schaeffel-klimo_2011.pdf [Aufgerufen am 18.07.2022]

9 Kuratorium Gutes Sehen e.V. (2019): Regelmäßiger Sehtest für alle Autofahrer? So alarmierend ist die Situation in Deutschland. Link: www.sehen.de/presse/pressemitteilungen/sehen-im-strassenverkehr/regelmaessiger-sehtest-fuer-alle-autofahrer/ [Aufgerufen am 18.07.2022]

10 Mason I.C., Grimaldi D., Reid K.J., Warlick C.D., Malkani R.G., Abbott S.M., Zee P.C. (2022): Light exposure during sleep impairs cardiometabolic function. Proc Natl Acad Sci U S A. 2022 Mar 22;119(12):e2113290119. doi: 10.1073/pnas.2113290119

11 Carina Rehberg (2022): Dunkel schlafen schützt vor Krankheiten. Link: www.zentrum-der-gesundheit.de/news/gesundheit/allgemein-gesundheit/schlafen-in-dunkelheit [Aufgerufen am 02.08.2022]

12 Mit dem üblichen Kunstlicht ist das Lesen für Ihre Augen sehr anstrengend. Derart können Sie Farben nur schwer unterscheiden und ermüden auch schneller. Mehr darüber ist nachzulesen unter: www.natur-nah.de

13 Optima Pharmazeutische GmbH: Trockene-Augen-Management. Das können Sie gegen trockene Augen tun. Link: www. liponit.de/trockene-augen-management [Aufgerufen am 18.07.2022]

14 Susanne Meier (2022): So messen Sie Ihren pH-Wert. Link: www.zentrum-der-gesundheit.de/bibliothek/koerper/koerperfunktionen/ph-wert [Aufgerufen am 18.07.2022]

15 Carina Rehberg (2019): Zucker ist Gift für den Körper. Link: www.zentrum-der-gesundheit.de/bibliothek/sucht/zuckersucht/zucker-gift [Aufgerufen am 18.07.2022]

16 National Eye Institute (NEI)(2006): Studie zu altersbedingten Augenerkrankungen (AREDS). Link: www.ichgcp.net/de/clinical-trials-registry/NCT00000145 [Aufgerufen am 04.08.2022]

17 Deutschen Gesellschaft für Ernährung e. V. (2015): Vitamin C. Link: www.dge.de/wissenschaft/referenzwerte/vitamin-c [Aufgerufen am 18.07.2022]

18 Prof. Dr. Michael Hamm und Dirk Neuberger (2012): Gesunde Augen – ein Leben lang. 2. Auflage. Goldmann- Verlag. Seite 110–115

Verwendete und empfehlenswerte Literatur

Angert, Leo (2005): *Gesunde Augen trotz Computer: Wie man Sehproblemen vorbeugt und die Augen trainiert.* Nymphenburger Verlag

Ebert, Caroline (2016): *Die Botschaft der Augen. Fehlsichtigkeiten und ihre Bedeutung.* 2. Auflage. Schirner Verlag

Ebert, Caroline (2017): *Jedes Kind kann gut sehen. Effektive und spielerische Übungen zur Entwicklung der natürlichen Sehkraft.* Schirner Verlag

Frey, Hannah (2015): *Gesund im Büro Projekt: Gesundes Leben.* Kreuz

Haiduk, Vistara (2011): *Irisdiagnose. Krankheitszeichen erkennen und typgerecht behandeln.* Gräfe und Unzer Verlag

Hamm, Michael, Neuberger Dirk (2012): *Gesunde Augen – ein Leben lang.* 2. Auflage. Goldmann Verlag

Jackson-Main, Peter (2011): *Praktische Irisdiagnose. Was wir in unseren Augen lesen können. Neue Wege zu Vorsorge, Heilung und Wohlbefinden.* AT Verlag

Kaplan, Roberto, Haiduk, Vistara (2013): *Mehr Durchblick – Besser sehen durch veränderte Wahrnehmung.* Knaur MensSana TB

Wiendl, Marianne (2015): *Sehspiele für Schuki (Schul-und Vorschulkinder): Ein Vorlese- und Mitmachbuch.* Tradition

Winter, Thomas (2009): *Irisdiagnose und Ernährung. Ein Weg zur typgerechten Ernährung und Gewichtsregulation.* Pflaum Verlag

Hampe, Beate: Sehtrainerausbildungsmaterial

- *Visuelle Analyse als Grundlage des Sehtrainings*
- *Geschäftsaufbau*
- *Den Augen etwas Gutes tun-in Sekundenschnelle*

Wiendl, Marianne: Sehtrainerausbildungsmaterial

- *Ganzheitliches Sehtraining-Basisseminar*
- *Sehpotentiale erkennen und fördern – Schwerpunkt Augenerkrankung*
- *Gesunde Ernährung für die Auge*

Stichwortverzeichnis

Übungsübersicht

Energielevel erhöhen

Wellness für die Augen

Locker bleiben

Augen beweglich halten

Flexibel in allen Bereichen

Den Blickwinkel erweitern

Gehirnjogging für die Augen

Dank

»Wir alle leben geistig von dem, was uns Menschen in bedeutungsvollen Stunden unseres Lebens gegeben haben.« – Albert Schweitzer

Den ersten Dank möchte ich an meine liebevolle Familie richten, die mich voll und ganz bei der Entstehung des Buches unterstützt hat. Der Dank geht an meinen Mann, der mir den Rücken gestärkt hat, und auch an meine Tochter, die mich immer wieder motivierte. Doch vor allem danke ich meinem Sohn, denn ohne ihn hätte ich womöglich meinen spannenden Beruf nie kennengelernt.

Mein besonderer Dank geht zudem an meine Ausbilderin, Marianne Wiendl, die mir ein fundiertes, grundlegendes Wissen über das Auge vermittelt hat. Einen weiteren Dank möchte ich an die Sehtrainerin Beate Hampe ausrichten, die mir half, Sehtraining in den Firmen anzubieten und die mich bei diesem Buch mit Ihrem umfassenden Know-how unterstützte. Herzlichen Dank auch an meine weiteren Lehrerinnen und Lehrer Vistara Haiduk-Kaplan, Dr. Roberto Kaplan, Barbara Brugger und Elvira Boguth.

Die Inspiration, das Buch zu verfassen, geht auf die Vielzahl meiner Kundinnen und Kunden zurück, die ich in den letzten Jahren begleiten konnte – sowohl in der Optik als auch beim Sehtraining. Danke an dieser Stelle für das entgegengebrachte Vertrauen und für die Erfolge, an denen ich teilhaben dufte. Die Anfrage vom Riva Verlag erleichterte mir den Entschluss, ein Buch zu schreiben, wofür ich sehr dankbar bin. Danke, liebe Frau Kayser, für die Geduld, die inspirierenden Kommentare und tollen Ideen. Einen weiteren Dank möchte ich auch an die liebevolle Lektorin Frau Schölzke ausrichten. Denn ohne Ihre gemeinsame Hilfe wäre das Buch nicht das, was es letztendlich geworden ist – ein hilfreicher Ratgeber. Auch Frau Ohrnberger möchte ich meinen Dank aussprechen; ihre Illustrationen machen das Buch zu etwas ganz Besonderem.

Einen besonderen Dank möchte ich auch an meinen liebevollen Kollegen Tim Tauer ausrichten, der mir mit seinem umfangreichen optischen Wissen zur Seite stand und an manchen Stellen des Buches ein paar Zeilen ergänzt hat.

Über die Autorin

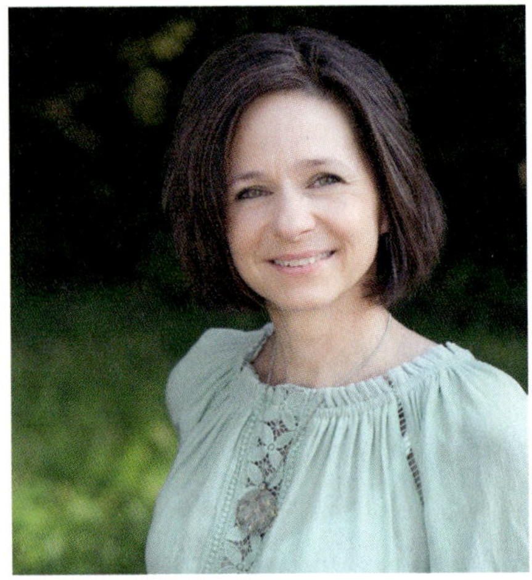

Agnes Blessing ist ausgebildete Optikerin und ganzheitliche Sehtrainerin. Die Kombination ihrer beiden Berufe erfreut sich großen Zuspruchs, auch bei Firmen – so wird sie deutschlandweit für Augenseminare gebucht. Durch ihre langjährige Tätigkeit verfügt sie über ein umfangreiches Repertoire erprobter Methoden, um die Augen gesund und leistungsfähig zu erhalten. Eine ihrer besonderen Stärken liegt in der Entwicklung von Programmen für entspannte Augen am PC. Diese bietet sie sowohl vor Ort als auch online an. Ihr zusätzliches Wissen zur Irisanalyse und Augenkinesiologie setzt Agnes Blessing in den individuellen Sehtrainings ein, die sie ihren Kunden anbietet. Seit 2020 ist sie Dozentin an der Sehakademie Starnberg und bietet dort das Basismodul der Ausbildung für die ganzheitlichen Sehtrainer und das betriebliche Sehtraining an. Sie lebt mit ihrem Mann und zwei Kindern in Herrenberg nahe Stuttgart.

Weitere Informationen finden Sie unter www.augen-konzept.de. Auf der Website können Sie die monatliche kostenlose Augenpost abonnieren und erhalten aktuelle Sehtipps sowie leckere Rezepte zugeschickt.

Zu Agnes Blessings Online-Angeboten gehören:

- Sehfitness für die PC-gestressten Augen
- Besser sehen in der Nähe – ein Online-Kurs mit der Rasterbrille
- Meditative Augenreisen
- Business- und Marketingtool für ganzheitliche Sehtrainer
- Sehtraining-Webinare erfolgreich gestalten

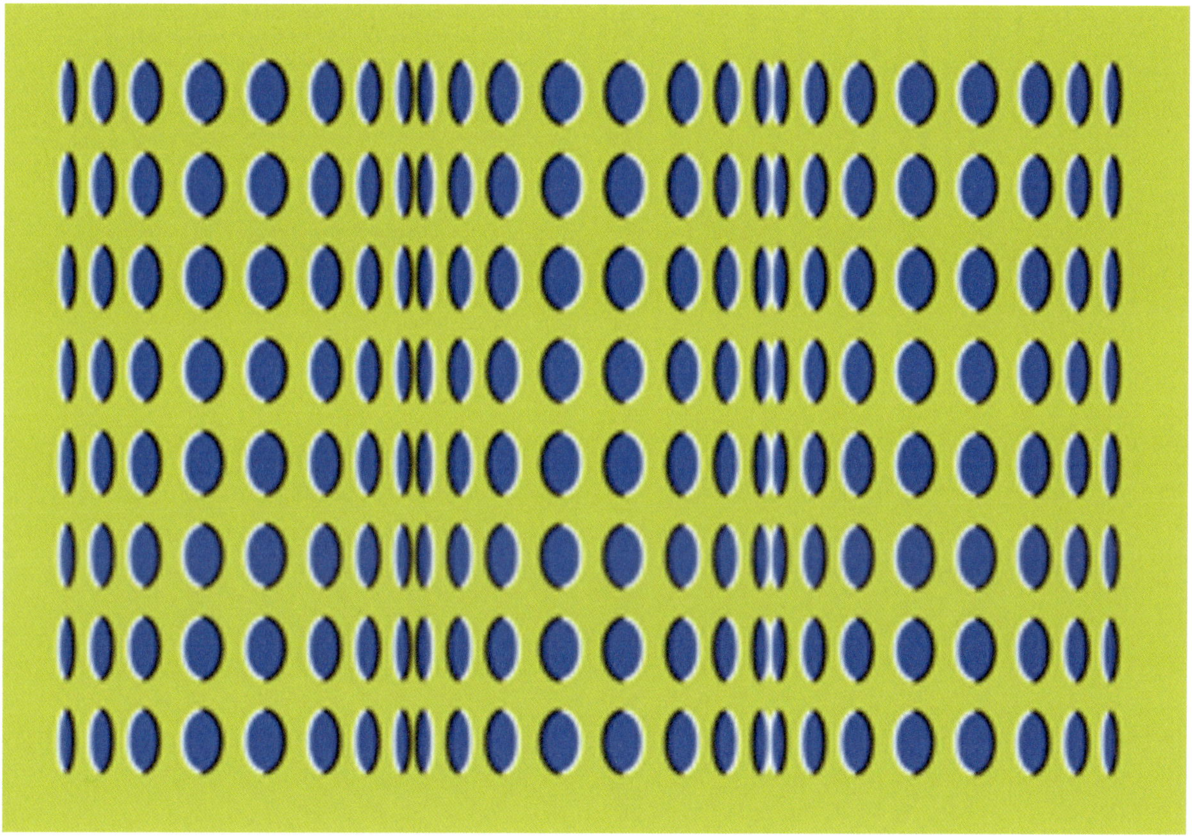

Bild der Starre

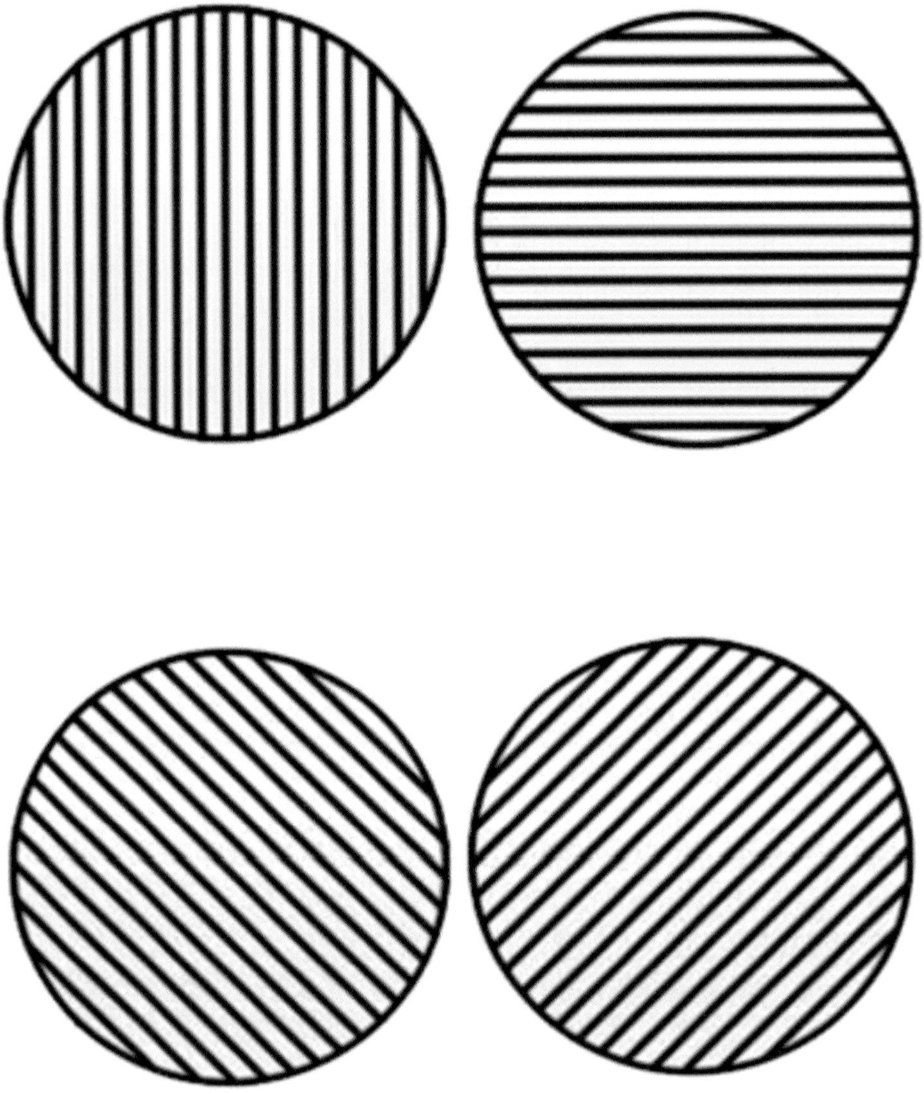

Astigmatismus-Test

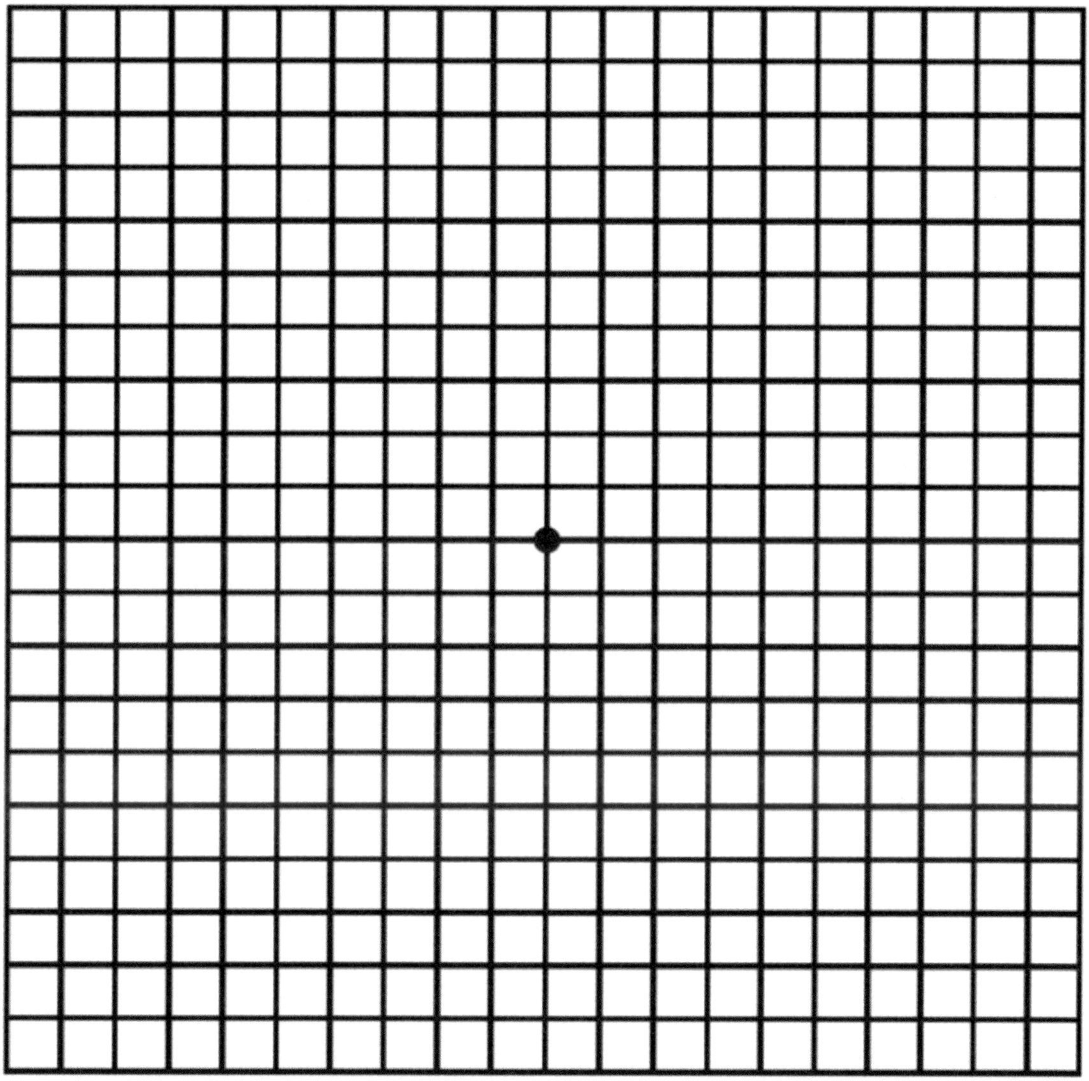

Amsler Gitter

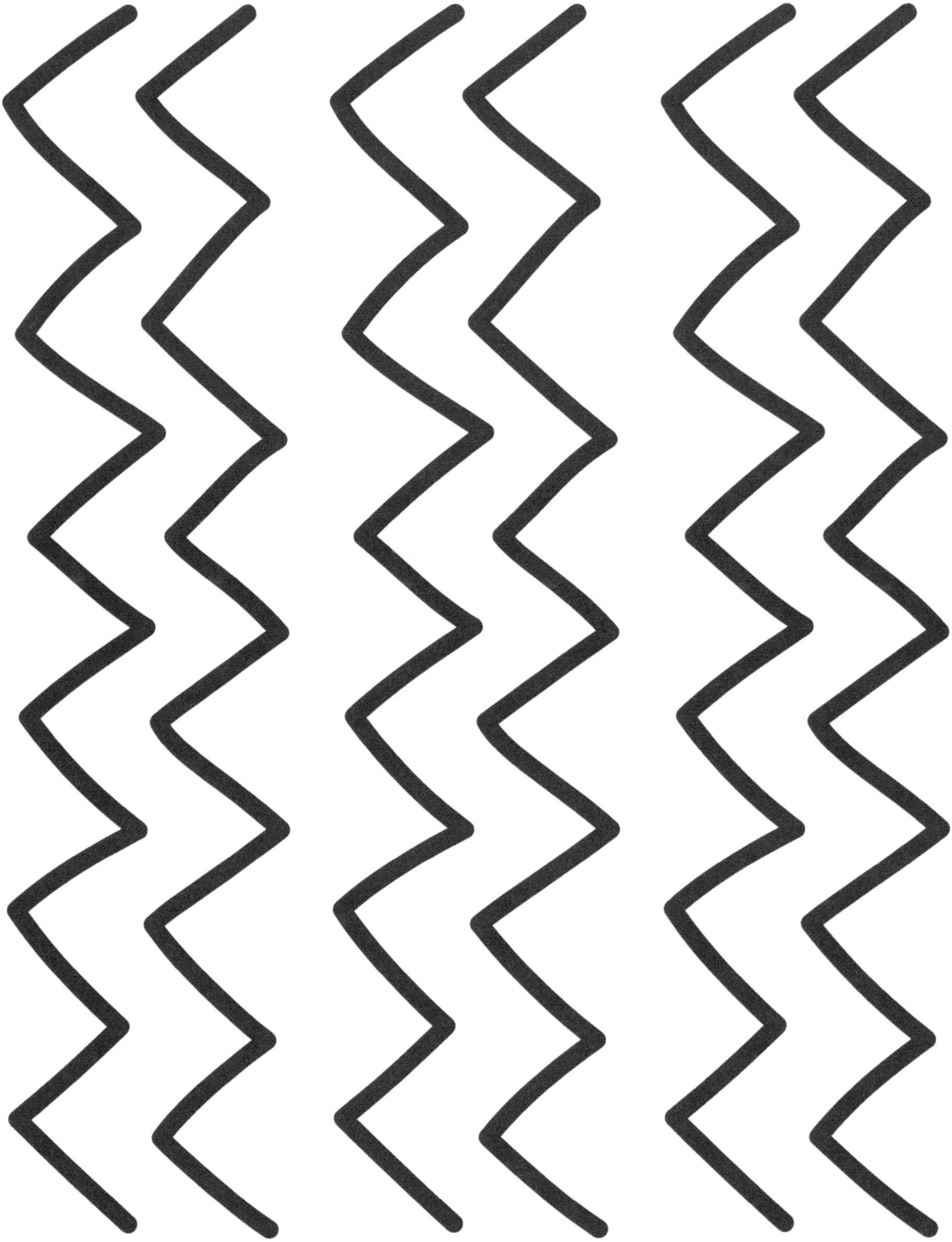

Auge folgt Linie

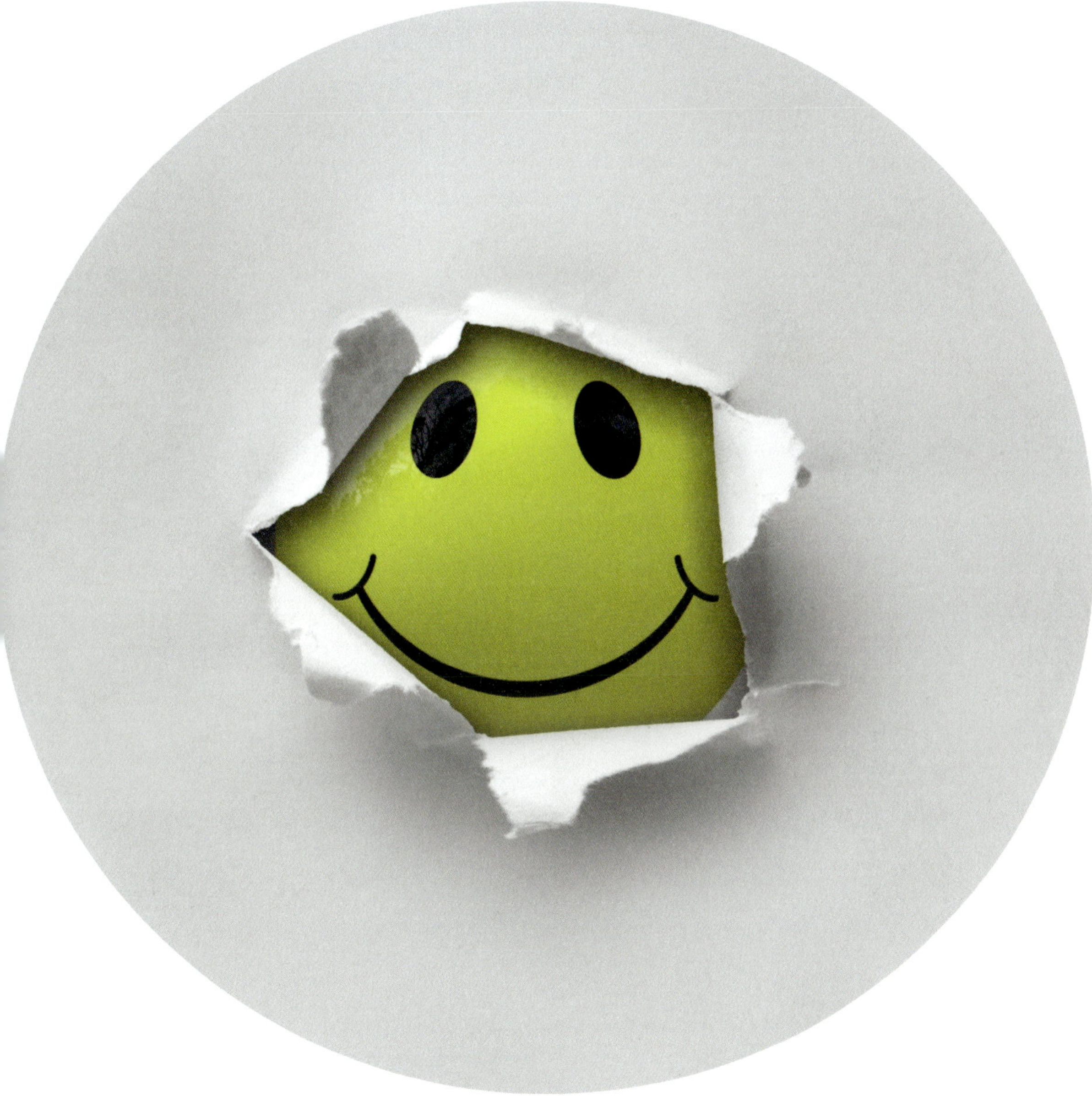

Smiley

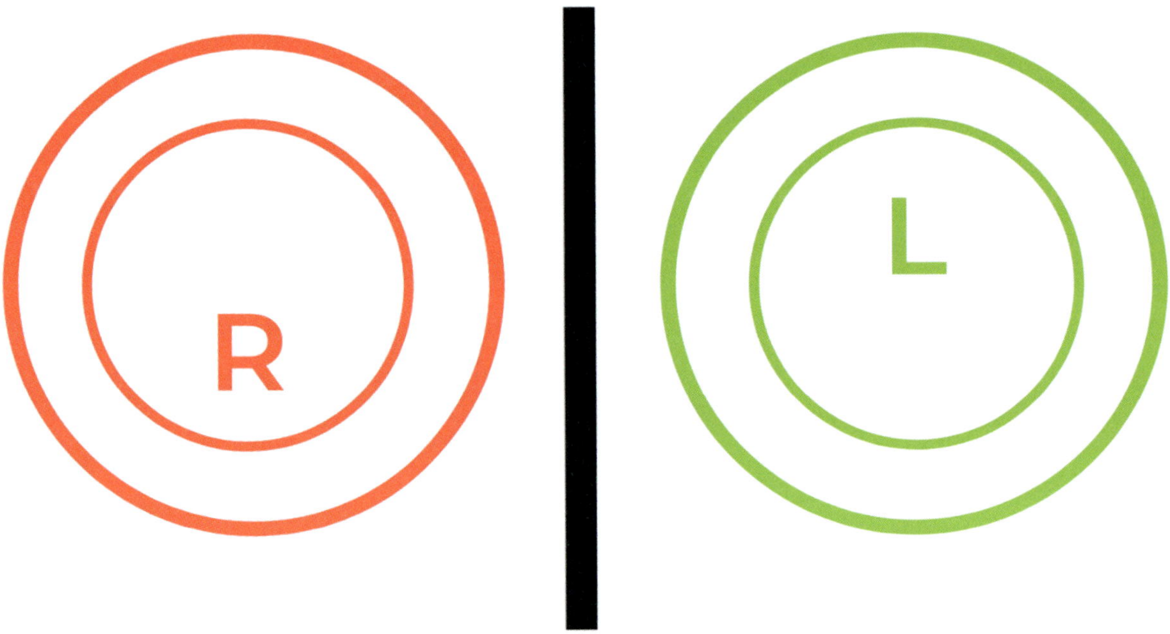

Verschmelzende Bilder

Mein Sehoptimierungsplan

Mein Ziel:

Mein positiver Glaubenssatz:

	Sehfitness für jeden Tag	Meine Übungen	Wann führe ich die Übungen aus?	Wo führe ich die Übungen aus?
Lockerungs-übungen	Energielevel erhöhen			
	Wellness für die Augen			
	Locker bleiben			
Sehübungen	Augen beweglich halten			
	Flexibel in allen Bereichen			
	Blickwinkel erweitern			
	Gehirnjogging für die Augen			

Mein Sehoptimierungsplan

Mein Ziel:

Mein positiver Glaubenssatz:

	Sehfitness für jeden Tag	Meine Übungen	Wann führe ich die Übungen aus?	Wo führe ich die Übungen aus?
Lockerungs-übungen	Energielevel erhöhen			
	Wellness für die Augen			
	Locker bleiben			
Sehübungen	Augen beweglich halten			
	Flexibel in allen Bereichen			
	Blickwinkel erweitern			
	Gehirnjogging für die Augen			